FEM-J（家族環境地図）のアセスメントガイド
（バージョン3.0対応版）

神戸大学大学院保健学研究科家族看護学分野（家族支援CNSコース）
法橋 尚宏 著

Assessment guide for Japanese version
Of the Family Environment Map (FEM-J) (Ver. 3.0)

バージョン 3.0 対応版の序

　FEM（Family Environment Map，家族環境地図）は，1999 年よりアメリカ，カナダ，日本，中国（香港），インドネシア，フィリピンで暮らす 900 家族以上に対する家族インタビュー／ミーティングおよび家族エスノグラフィーを基盤として開発した家族アセスメントツールである．法橋研究室では，世界最先端の家族支援を行うために開設した家族看護クリニックである“CSFET 式ナースの家族お悩み相談室”において，FEM のトランスレーションも行っている．

　本書の初版が発行となった 2014 年から，このような開発研究と臨地応用の往還を一層促進し，FEM のバージョンは 2.3 から 3.0 に進化している．家族外部環境との関係線のレベルの説明文を改良したことが主要な変更点である．本書もこの進化に遅れないように改訂を行うこととした．本改訂では，FEM のバージョン 3.0 を収録し，これを裏打ちする家族同心球環境理論（Concentric Sphere Family Environment Theory：CSFET）の最新バージョン 3.0 に即して，内容的に古いと思われる記述を書き改めた．

　FEM の開発にさまざまなご教示をいただいた法橋研究室員ならびに家族同心球環境理論研究会会員に，満腔の謝意を表する．

2019 年 5 月
法橋 尚宏

家族インタビュー／ミーティングのマストツール “FEM”

　理論とはいわば思考の地図であり，実践とはその地図を片手に目的地へ向かうことである．すなわち，家族看護理論を活用すると，科学的思考にもとづいてターゲットファミリーへのテイラーメイド家族支援が実現できる．筆者は，多様な家族現象の背後に潜む普遍的な法則性を求めて，実践と研究の往還によって“家族同心球環境理論（Concentric Sphere Family Environment Theory：CSFET）”を提唱した．CSFET は，時間軸と空間軸から家族システムユニットを捉え，家族ウェルビーイングに作用する家族環境に焦点化した家族看護中範囲理論である．CSFET にもとづいた“家族環境アセスメントモデル（Family Environment Assessment Model：FEAM）”と“家族環境支援モデル（Family Environment Intervention Model：FEIM）”が既開発であり，常に改良を重ねている．

　FEAM は，1）アセスメントツールを用いた家族観察と家族インタビューにより，家族症候のラベリングと家族症候度をアセスメントすることを主目的とする“家族観察とインタビュー”，2）複数の尺度（アセスメントバッテリー）を用いた測定検査により，家族機能

状態と家族支援ニーズをアセスメントすることを主目的とする“測定検査”から構成している．これらの定性的アセスメントおよび定量的アセスメントの結果を踏まえて，ターゲットファミリーを統合体として家族症候診断をする．質的かつ量的な家族データのトライアンギュレーションによって，家族システムユニットをアセスメントできるのが FEAM の強みである．合計で 14 種類のツールがあるが，これらを必ずすべて使用するのではなく，ターゲットファミリーに適したツールを取捨選択し，組み合わせて使用する．現段階では，“家族観察とインタビュー”には，家族環境観察／インタビュー（Family Environment Observation/Interview：FEO/I），家族環境地図（Family Environment Map：FEM），家族環境アセスメント指標（Family Environment Assessment Index：FEAI）など，6 種類のツールがある．“測定検査”には，家族環境評価尺度（Survey of Family Environment：SFE），SFE 家族生活時間モジュール（SFE Family Time Allocation Module：SFE/FTA），SFE 家族資源モジュール（SFE Family Resource Module：SFE/FR）など，8 種類のツールがある．

　これらの家族アセスメントツールの中で，FEM は家族インタビュー／ミーティングのマストツールである．これは，ターゲットファミリーの構成（家族構成と親類構成），家族内部環境の相互作用，ターゲットファミリーと家族外部環境との交互作用，インターフェイス膜（とくに家族インターフェイス膜）の所在とその機能状態など，家族システムユニットの基本情報を数値，線，記号を使って図式化して記録できる．FEM は，CSFET の開発過程で，実に 500 以上もの家族から迅速かつ的確に家族情報を得て，家族システムユニットの理解を深めるためのツールとして誕生した．これは，ジェノグラムとエコマップの統合図に類似しているようにみえるが，家族支援の実践を踏まえて臨地現場で使いやすいように創意工夫し，家族アセスメントに最適化して看護職者が新規に開発したという経緯がある．

　本書は，FEM に特化した包括的かつ実践的なガイドラインである．FEM を使いこなせるようになるために，表やイラストを用い，基礎知識（家族インターフェイス膜論，“片思いの家族員”問題などを含む）から，FEM のマッピング方法，FEM に記入できる事項／項目，FEM のマッピングの実施例などをわかりやすく解説してあり，FEM の理解と知識を深めることができる．さらに，年齢早見表など，あれば便利なかゆいところに手が届くツールも掲載している．

　“いつでも，どこでも，誰にでも，家族ケア／ケアリングを”が筆者の人生のピクシス（羅針盤）である．家族看護学のグランドデザインを策定し，理論武装することでエビデンス（実証知）とフロネーシス（実践知）にもとづいた家族支援を実践することを骨子としている．この成果の結晶である本書が，家族支援にかかわるすべての実践者・研究者・教育者に幅広く活用され，最善の家族支援と家族ウェルビーイングの実現に寄与できることを祈念してやまない．

2014 年 7 月

法橋 尚宏

目　次

バージョン 3.0 対応版の序 3

家族インタビュー／ミーティングのマストツール "FEM" 3

A．FEM（家族環境地図）の概要

1．家族アセスメントツールとしての FEM 7

2．FEM をマッピングする意義 9

3．FEM-J の提供 10

    1）FEM-J の入手方法 10

    2）FEM-J の購入方法 11

B．FEM のマッピング方法

1．FEM のマッピング方法 12

2．補足説明・追加情報 17

3．家族員同士の関係レベルの定量化 18

4．家族関係レベルの定量化 19

5．家族外部環境との関係レベルの定量化 19

6．必携の 4 色ボールペンと赤芯のシャープペンシル（赤鉛筆）......... 20

7．家族インタビュー／ミーティングのポイント 20

8．家族に "よ・り・そ・う" 心構え 22

C．家族インターフェイス膜論

1．家族インターフェイス膜の定義 23

2．家族システムユニットと家族インターフェイス膜 24

3．家族インターフェイス膜の機能状態 25

4．ミニューチンが提唱する "境界" の機能と分類 26

D．"片思いの家族員" 問題（法橋）

1．"片思いの家族員" 問題（法橋）の提起 27

2．家族的家族と当事者的家族の違い（家族範囲の法則）...................... 27

3. "片思いの家族員"問題の解決の糸口 29

E. FEM に記入できる事項／項目

1. 家族員，直系尊属・直系卑属 30
2. 夫婦／カップル 34
3. 家族システムユニット 35
4. 家族外部環境 35

F. FEM のマッピングの実施例

1. 家族インタビュー／ミーティングの進行例 37

付録 1　FEM-J（家族環境地図）.. 43
付録 2　主な病気／障がい名などの略語，略称 47
付録 3　2019（平成 31 ／令和元）年版年齢早見表 52
付録 4　主な治療薬と薬効分類名（五十音順）................................ 53

文　献 54

著者紹介 56

A．FEM（家族環境地図）の概要

1．家族アセスメントツールとしての FEM

FEM（Family Environment Map：家族環境地図）は，ターゲットファミリーの構成（家族構成と親類構成），家族内部環境の相互作用，ターゲットファミリーと家族外部環境との交互作用，インターフェイス膜（とくに家族インターフェイス膜）の所在とその機能状態[1][2] など，家族システムユニットの基本情報を数値，線，記号を使って図式化し，明らかにするための家族アセスメントツールのひとつである（付録1）．FEM をマッピング（mapping，描画）することによって，複雑な家族構造をもつ家族ケースであっても，家族と家族環境との関係（家族関係，家族と家族外部環境との関係など）を"見える化（可視化）"できたり，家族関係とその関係レベルを"測れる化（数値化）"できるなどの強みがある．また，FEM は，ターゲットファミリーの家族症候[3]–[6] を診断したり，潜在的家族資源をターゲットファミリーに導入することを支援したり，家族支援（家族ケア／ケアリング）を検討するのにも役立つ．

なお，法橋は，"相互作用"（interaction）とは同じシステム内での作用と反作用，"交互作用"（transaction）とは家族システムをまたいだ異なるシステム間の作用と反作用を意味する用語として用いている[1][7]．また，家族環境（family environment：FE）とは，"家族システムユニットに外在あるいは内在するあらゆる事物（ひと，もの，こと）や現象であり，家族内部環境（family internal environment：FIE），家族外部環境（family external environment：FEE），家族時間環境（family chrono environment：FCE）から構成される統一体"のことである．家族内部環境とは，"家族システムユニットに内在する家族環境"，家族外部環境とは，"家族システムユニットに外在する家族環境"，家族時間環境とは，"家族内部環境，家族外部環境，家族システムユニットが経時的に変化する過程，これを表す過去から未来に向かったベクトルをもつ時間枠"のことである．

FEM は，開発時点[1] では，FIEM（Family Internal Environment Map，家族内部環境地図）という名称であった．しかし，家族内部環境地図という名称であっても，家族内部環境を理解するために，家族システムユニットと交互作用している家族外部環境に関する情報も盛り込む必要がある．実際，FIEM は，家族内部環境の相互作用のみならず，家族システムユニットと家族外部環境との交互作用も網羅しており，名称との齟齬が生じていた．そこで，FIEM のバージョン 2.3J（2014 年 6 月 12 日版）から，誤解を避けるために FEM という名称に変更した．

家族療法などにおいては，家族アセスメントツールとして，ジェノグラム（genogram）[8] とエコマップ（ecomap）[9] が頻用されている．ジェノグラムとは家系図であり，家族の内部構造

を示し，基本的には家族員間の関係に関する情報は含まないが，簡単な関係については表すこともある．エコマップとは家族の環境図であり，家族システムユニットと家族外部環境システムとの関係を図式化したものである[10]．

　一方，FEM はこれらを統合した内容に類似しているようにみえるが，ターゲットファミリーに家族支援（家族ケア／ケアリング）を実践する中で，臨地現場で使いやすいように工夫し，家族アセスメントのために新たに看護職者によって開発されたという経緯がある．FEM は，家族同心球環境理論（Concentric Sphere Family Environment Theory：CSFET）の開発過程[11]で，実に 500 以上もの家族から迅速かつ的確に家族情報を得て，家族システムユニットの理解を深めるためのツールとして誕生し，その開発論文は英文で公表されている[1]．とくに，FEM の開発過程における研究は，トランスレーショナル・リサーチ（translational research：TR，橋渡し研究）であり，日本の幅広い地域（都心部，地方部，島嶼部など）で生活する家族，文化や環境が異なる国や地域（アメリカ，カナダ，日本，中国（香港），インドネシア，フィリピンなど）で生活する家族を対象としており，普遍性が高いツールといえる．なお，FEM の日本語版が FEM-J（Japanese version of the Family Environment Map）である．

　FEM は，ターゲットファミリーの家族構成と親類構成を中心に図示し，家族の全体像を可視化する（図 1）．したがって，FEM はジェノグラムの内容を包含している．また，エコマップは主として家族と家族外部環境との交互作用を図示するが，FEM は家族内部環境の相互作用（人間関係地図），家族システムユニットと家族外部環境との交互作用（生態地図）に関する情報収集のためのツールである．エコマップに記入する項目は FEM に記入する項目の一部であり，FEM はエコマップの内容も包含している．このような理由から，FEM を使用することで，ジェノグラムとエコマップを使用する必要がなくなる．

　ターゲットファミリーとのインテーク（intake interview，ターゲットファミリーとの初回面接）において，家族インタビュー／ミーティングは FEM をマッピングすることから始まる．これは，現在のターゲットファミリーの全体像，語りの登場人物となる家族員などの情報収集に加えて，会話を始める糸口，ラポール（rapport，信頼関係）を形成する糸口にもなるので，家族インタビュー／ミーティングの導入部分に位置づける．インテークの前に，ターゲットファミリーが回答しやすいと思われる一般的な項目をいくつか選んでおくと，導入がスムーズにできる．

　家族の属性となる情報（例えば，現病歴・既往歴，介護状況など）は，家族インタビュー／ミーティングの最初に FEM を用いて明らかにしておくことで，家族インタビュー／ミーティングが進めやすくなる．一方，回答してもらいにくい情報（例えば，性格・気質，学歴など）は，家族インタビュー／ミーティングが進むにつれて話に出てくることも多いので，その都度，FEM に追記していく．なお，家族の基本属性を調査するための自記式質問紙である SFE/FSD（SFE Family Sociodemographics Module：SFE 家族属性モジュール）を用いるのも有効である[12]．

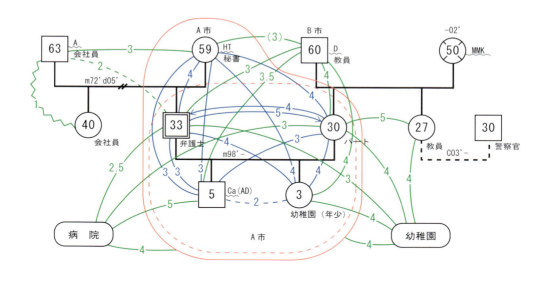

図1 FEMのマッピング例

2．FEMをマッピングする意義

　CSFETに立脚して開発された家族環境アセスメントモデル（Family Environment Assessment Model：FEAM）において，FEMは"家族観察とインタビュー"によって家族アセスメントを行うためのツールのひとつとして位置づけられている[12) 18)-20)]．FEMには，家族アセスメントツールとして，表1にあげる利点や利便性がある．とくに個人間の相互関係／交互関係は，エコマップのように二重線や三重線で記入せずに，"線色別の一本線（一重線）と数値"にすることで，エコマップよりも線の重なりや交差が少なくなり相互関係／交互関係が見やすく，より短時間でFEMをマッピング可能になる[13)-17)]．とくに家族員数が多いときは，FEMのほうがエコマップよりも関係線の本数が少ないので，かなり視認性が高くなる．

表 1　FEM の利点と利便性

1.　FEM は，従来のジェノグラムとエコマップの統合図に類似しているが，**迅速かつ的確に家族情報を得られるなど，臨地現場で使いやすいように工夫されている**．とくに，同居者の範囲，家族の構成（家族構造と親類構造），家族員間の相互関係，家族システムユニットと家族外部環境との交互関係を可視化できるツールとして有用である．

2.　FEM には，家族員個人の情報として，満年齢，居住地，就学状況，就業状況（職業・業種・職種），健康状態，介護状況を基本として，複数の家族情報を記入して整理できる．

3.　FEM では，家族員間の関係ベクトル（関係レベルと関係の向き）を明らかにし，家族関係レベルの定量化（量や数値で表すこと）が可能である．さらに，**FEM を経時的（時系列的）にマッピングし，看護職者が家族関係レベルを評価，比較することで，家族支援（家族ケア／ケアリング）の効果を明示することもできる**．

4.　FEM によって，**家族インターフェイス膜（家族の範囲）の所在とその機能状態を明確にできる**．家族インターフェイス膜は，家族ニーズを満たすために，家族資源の選択的透過性（selective permeability）という機能をもっており，その所在と機能状態は家族アセスメントにおいて重要な情報となる．

5.　FEM をターゲットファミリーの目の前で一緒にマッピングすると，家族が自らの家族構造，家族関係などを客観視する機会，振り返る時間になるため，ターゲットファミリーにとってそれ自体が家族支援（家族ケア／ケアリング）になり得る．すなわち，**FEM のマッピングをターゲットファミリーと看護職者が協働して行うことで，家族支援（家族ケア／ケアリング）の効果を上げることが可能になる**．

3．FEM-J の提供

1）FEM-J の入手方法

研究者・教育者・実践者・学生などが研究・実践を目的として使用する場合は，FEM は無料で入手し，自由に使用できる．FEM-J の最新版は，2019 年 4 月 30 日発行の 3.0J であり，小冊子になっている．

FEM-J を使用するにあたって使用許諾書の交付が必要な場合は，必要事項（簡潔に記入）を添えて，電子メールもしくは書面にて使用申込をする必要がある（表 2）．付録 1 にある FEM の見本で検討し，使用が決まった時点で申込をする．FEM-J の著作権者ならびに代表窓口は，法橋尚宏である．詳細は，ウェブサイト（http://www.familynursing.org/ja/theory/thehohashinotes/fem/）に掲載している．なお，電子メールが不着となること，電子メールがブロックされてエラーが返送されることなどがあるので，1 週間返信がない場合は電子メールの再送信をする．

使用申込の連絡を受けた後，FEM-J の原本 2 冊を開発・著作権者から郵送する．これは A4 サイズの 4 ページからなる小冊子で，黒色，赤色，青色，緑色の 4 色印刷になっている．使用にあたっては，原則として，原本をそのまま必要部数分をコピー（できればカラーコピー）する．リサイズ（拡大・縮小コピー）は自由にできる．ただし，FEM-J は著作権で保護された著作物であり，改変および改良はできない．なお，FEM を活用した成果の公表時（とくに研究用途の場合）には，開発・著作権者に成果物（論文，会議録，総説など）の送付をお願いしている．

表 2　FEM-J の使用申込

使用申込にあたっての必要事項	1．氏名 2．所属 3．住所 4．電子メールアドレス 5．使用目的 6．成果の公表方法（とくに研究用途の場合） 7．使用許諾書交付の必要の有無
開発・著作権者の連絡先， 成果の送付先	〒 654-0142　兵庫県神戸市須磨区友が丘 7-10-2 神戸大学大学院保健学研究科家族看護学分野 教授　法橋尚宏 電子メール：naohiro@hohashi.org

２）FEM-J の購入方法

家族インタビュー／ミーティングなどを 4 色印刷の原本を使用して実施するために，複数冊の FEM-J の原本が必要な場合は，『FEM-J（家族環境地図）用紙（30 家族分 1 組）』が販売されているので，下記から購入できる（表 3）．これは，1 セットに 30 家族分の用紙が入っている．送料・梱包料として，全国一律送料 500 円（税込）が別途かかる．大量に必要な場合は，別途，電子メールにて見積りを提示する．校費・公費などで別途手続きが必要な方，請求書類が必要な方にも対応できる．

表 3　『FEM-J（家族環境地図）用紙（30 家族分 1 組）』の情報

商品名	FEM-J（家族環境地図）用紙（30 家族分 1 組） 法橋尚宏 著 本体 2,500 円＋税
連絡先	有限会社 EDITEX（エディテクス） 電子メール：info@editex.jp ウェブサイト：http://editex.jp/

FEM-J（家族環境地図）のアセスメントガイド（バージョン 3.0 対応版）

B. FEM のマッピング方法

1. FEM のマッピング方法

　家族インタビュー／ミーティングに際し，1 家族に対して 1 冊の FEM を準備する．FEM は，全 4 ページで構成されている．1 ページ目（表紙）の下部は教示文になっているので，FEM をマッピングする前に，ここをターゲットファミリーに説明する．右上部にある記入年月日の欄に，家族インタビュー／ミーティングの実施年月日を必ず記入する．FEM は，同じターゲットファミリーに対して，家族インタビュー／ミーティングごとにマッピングする必要は必ずしもない．家族構造や家族機能度の変動が認められるとき，家族症候度の変動が認められるとき，家族システムユニットの成長・発達区分の変更が認められるときなどに，新規の FEM にマッピングするとよい．

　2 ページ目が記入欄であり，3 ページ目の中央にある凡例（図 2）にしたがって FEM の骨格を記入する．FEM は，基本的に用紙の向きを縦に記入する．家族インタビュー／ミーティング中に登場するひとを明らかにしておかないと，家族インタビュー／ミーティングを展開しにくい．そこで，まず，家族構成と親類構成からなる家系図を柱として，ターゲットファミリーの家族員だけではなく，家族員の中で指標となる（家族アセスメントの中心となる／話題の中心となる）中心人物の親と祖父母まではたどる．すなわち，原則としてその中心人物を含めて少なくとも 3 世代までさかのぼって家族構成を記入する[8]．これは，現在に至るまでの家族関係や連鎖的な問題発生の状況などを明らかにするためであり，何世代まで記入するかはターゲットファミリーに応じて決めればよい（例えば，高齢者が中心人物の場合では，3 世代までさかのぼることが困難であったり，不必要なことがある）．また，例えば，中心人物にこどもや孫がいる場合は，2 世代くだって記入する．

　最初にターゲットファミリーの中心人物とその配偶者（夫婦／カップル）の 2 名を A4 サイズバージョンの場合は約 5 cm（A3 サイズバージョンの場合は約 10 cm）離して書き始めると，全員をバランスよく配置できる．□は 1 辺が約 1 cm，○は直径が約 1 cm とし，それぞれの内部に数値（満年齢）を書き込めるようにする．なお，時間の単位記号は，年（year）は "yr."，月（month）は "mo."，週（week）は "wk."，時間（hour）は "hr." と略する．夫婦関係にある場合，男性を左側，女性を右側に記入する．きょうだいと養子は，性別にかかわらず，生まれた順に左側から右側へ並べる．

　FEM のマッピングにあたって，頻出の一般的記号と関係線の図示法（表 4）を記憶しておかないと，家族インタビュー／ミーティングが円滑に進行できない．とくに，男性，女性，死亡，愛人関係／同棲／内縁（事実婚）／婚姻，別居，離婚，再婚，妊娠（胎児），双生児は記入する

凡 例

記　号	意　味	記　号	意　味
□	男　性	（赤色の点線の角丸四角）	同居者の範囲（赤色の点線で記入）
○	女　性	（赤色の実線の角丸四角）	家族インターフェイス膜の所在（赤色の実線で記入）

図2 FEM の 3 ページ目にある凡例

頻度が高いので，その図示法は記憶しておく．また，流産，養子は，使用頻度は少ないかもしれないが，デリケートな内容であるので，記入時に躊躇することのないように，事前に図示法を習得しておく．なお，その他の詳細は，必要に応じて成書[10] を参考にするとよい．また，実際の家族インタビュー／ミーティング中にマッピング方法がわからないものが出てきたときは，その場では一時的に具体的に文章で書き留めておく．

　さらに，FEM には，例えば，家族員個人の情報として，満年齢，居住地，就学状況，就業状況（職業・業種・職種），健康状態，介護状況などを追記する．病気／障がい名には，家族員への心理的抵抗を少なくするため，医学略語をできるだけ使用し，波線の下線を引いて明示する（付録 2）．さらに，夫婦／カップルの婚姻関係とその継続期間などを記入する．その他にも FEM に記入できる項目が複数あるので，後述してある．なお，各家族員に対して記入する項目，記入する位置は，同じ FEM 内でできる限り統一して見やすくする．

　FEM における現在の家族員間の相互関係は，FEM の 3 ページ目の下部にある関係線の図示法（表 5）にしたがって記入する（図 1）．なお，一方的な関係，一方からしか関係レベルの判断を得ていない場合は，関係線の終点にアローヘッド（矢尻）を付けることによって示すことができる．家族インタビュー／ミーティングに参加している家族員全員で相談してもらい，家族員自身に記入してもらうのもよい．慣れていないので時間はかかるが，家族員本人が記入することによって，家族員同士の会話を促進する機会になることがある．ただし，時間が不足しそうな場合は，看護職者がターゲットファミリーと会話を展開し，聞き取りをすることで記入する．とくに家族員数が多いとマッピングに時間がかかるので，時間管理を上手に行う．原則として，FEM に登場しているひとの間のすべての相互関係／交互関係を記入するが，関係線が複雑に絡み合い見にくくなるので，目的に応じて必要な相互関係／交互関係に限って記入してもよい．

　3 ページ目の中央にある凡例（図 2）にしたがって，同居者の範囲を赤色の点線，家族インターフェイス膜の所在を赤色の実線で囲んで明示する．家族インターフェイス膜の所在を明らかにするための具体的な質問例は，「○○様のご家族は，何人家族でしょうか？」「○○様のご家族は誰ですかと尋ねられると，どの範囲までになりますでしょうか？」である．家族インターフェイス膜の機能状態の図示法は，後述してある．なお，胎児は，夫婦／カップルの間に記入するので，同居者の範囲や家族インターフェイス膜の所在を書くときにその線の中に囲まれてしまうことが多い

が，法橋による家族の定義にしたがうと胎児は家族員ではない．

　さらに，家族システムユニット内部に，さまざまなインターフェイス膜の存在（例えば，夫婦インターフェイス膜，親子インターフェイス膜，きょうだいインターフェイス膜など）が認められ，その透過性が低すぎたり，高すぎたりするなど，特記するべき機能状態があれば，その範囲を赤色の実線で囲んで示し，そのインターフェイス膜の名称を書き添えることで記入できる（その際，家族インターフェイス膜と混同されないように留意する）．あるいは，補足説明・追加情報欄（あるいは，フィールドノート［FEO/I-FN と FEO/I-RJ］）にそのことを具体的に文章で書き留めておく．

　家族インタビュー／ミーティングにおいては，FEM 以外に家族環境アセスメントモデル（FEAM）のアセスメントツールを併用するので，FEM をマッピングする最初の段階では，直系尊属と直系卑属の構成，満年齢と病気／障がいの有無，同居者の範囲，家族インターフェイス膜の所在とその機能状態を最低限確認するために使用し，その後，その他の家族アセスメントツールでアセスメントに必要な家族情報をより詳細に収集するようにしてもよい．なお，直系尊属とは，父母・祖父母など自分より前の世代で，直通する系統の親族のことである．直系卑属とは，子・孫など自分より後の世代で，直通する系統の親族のことである．

　さらに，家族／家族員とかかわりがある家族外部環境（家族／家族員とつながりがある関係者や関係機関，家族／家族員が利用している制度など）を楕円形の中に個別に書き込み，家族インターフェイス膜の外部に配置する．ターゲットファミリーの主観的判断によって，家族外部環境と家族システムユニットとの交互作用，家族外部環境と家族員との交互作用を FEM の 3 ページ目の下部に示してある 5 段階（場合によっては 0.5 段階刻み）の図示法（表 5）にしたがって得点化する．楕円形と家族システムユニットを示す家族インターフェイス膜の間，楕円形と家族員を示す□や○の間を緑色ボールペンを使って関係線と関係ベクトルを記入する．このとき，それぞれの関係線がなるべく合流しないようにする．なお，家族外部環境同士の関係線と関係ベクトルを記入することも可能である（緑色ボールペンを使用して記入）．一方的な関係，一方からしか関係レベルの判断を得ていない場合は，関係線の終点にアローヘッド（矢尻）を付けることによって示すことができる．また，3 ページ目の上部は補足説明・追加情報を記入する欄であり，FEM では読み取りにくい関係線に伴う状況を必要に応じて文章で書き留めておくようにする．この欄は自由記入になっているが，"a），b），c）…"のように，関係線とその補足説明・追加情報の両方に同一アルファベットを付け，FEM との対応関係が明確になるようにする．

　なお，通常の FEM は A4 サイズバージョンであるが，細かい文字が見えにくい高齢者などを対象とする場合は，A3 サイズバージョン（A4 から A3 は 140％拡大）を使用する．また，とくに家族員数が 5 名を超えるような家族ケースでは，A4 サイズバージョンで書き切れないので，全体が見えるように A3 サイズバージョンを使用する．

　家族インタビュー／ミーティング中に，記入情報を訂正する必要が生じることもあるので，その場合は正しい情報に修正しなければならない．それがわかるように，やや大きく同色ボールペン

B. FEM のマッピング方法

でクロス記号（×）で消した後に，新しい情報を記入するようにする．

　原則として FEM には，現在（present）の情報を記入するが，場合によっては，過去（past）の情報，未来（future）に予想される情報を記入することも可能である．そのときは，その記入した情報に "present" "past" "future" を書き添えて，明示しておく．年月日が明らかな場合は，ISO 8601 の拡張表記にしたがって，"YYYY-MM-DD" "YYYY-MM" "YYYY" の形式で付記してもよい．YYYY は年（4 桁の数字），MM は月（2 桁の数字），DD は日（2 桁の数字）である．例えば，"past (2005)" "past (2005-07)" "past (2005-07-19)" や "future (2025)" などとする．

表 4　一般的記号と関係線の図示法

記　号	意　味	留意点
□	男性	白抜きの正方形にする．
▣ GP	ゲートパーソン／キーパーソンとなる男性（ゲートパーソンは GP，キーパーソンは KP）	二重の白抜きの正方形にする．家族インタビュー／ミーティングにおいて，ターゲットファミリーへの窓口となる家族員をとくにゲートパーソン（gate person，GP）という．家族の中で影響力をもつ家族員は，キーパーソン（key person，KP）という．
58′− 61	1958 年生まれの 61 歳の男性	誕生年は，西暦年を下 2 桁で表記する．年齢は正方形の内部に記入する．誕生年もしくは年齢のどちらかを記入するのでよい．正確な年齢がわからない場合は，西暦，元号，年齢が一覧になった年齢早見表（付録 3）を使って誕生日から年齢を出すことができる．
−10′ 58	死亡（2010 年に 58 歳で死亡した男性）	左上から右下，右上から左下への斜線を引く．西暦年を下 2 桁で表記する．死亡年齢は正方形の内部に記入する．
○	女性	白抜きの正円にする．
◎ GP	ゲートパーソン／キーパーソンとなる女性（ゲートパーソンは GP，キーパーソンは KP）	二重の白抜きの正円にする．家族インタビュー／ミーティングにおいて，ターゲットファミリーへの窓口となる家族員をとくにゲートパーソン（gate person，GP）という．家族の中で影響力をもつ家族員は，キーパーソン（key person，KP）という．
−98′ 40	死亡（1998 年に 40 歳で死亡した女性）	左上から右下，右上から左下への斜線を引く．西暦年を下 2 桁で表記する．死亡年齢は正円の内部に記入する．

FEM-J（家族環境地図）のアセスメントガイド（バージョン 3.0 対応版）

記号	説明	記入方法
m89'—	婚姻関係（1989 年に結婚）	配偶者関係線で夫婦間を結ぶ．西暦年を下 2 桁で表記する．結婚は"m"（marriage）で記入する．
m89' s12'	別居（1989 年に結婚，2012 年に別居）	配偶者関係線に"/"（スラッシュ記号）を書く．西暦年を下 2 桁で表記する．結婚は"m"（marriage），別居は"s"（separation）で記入する．
m89' d12'	婚姻関係解消（1989 年に結婚，2012 年に離婚）	配偶者関係線に"//"（ダブルスラッシュ記号）を書く．西暦年を下 2 桁で表記する．結婚は"m"（marriage），離婚は"d"（divorce）を記入する．
RR10'—	愛人関係（2010 年に関係開始）	配偶者関係線を破線にする．西暦年を下 2 桁で表記する．愛人関係は"RR"（in a romantic relationship），同棲は"C"（cohabitation），内縁（事実婚）は"CM"（common-law marriage）で記入する．
5mo.	胎児（妊娠 5 か月）	三角形にし，小さく記入する．妊娠月数を"mo."（month）で記入する．
—12'	流産	中黒の正円にし，小さく記入する．流産した年（西暦年を下 2 桁で表記）を記入してもよい．
	双生児（男性の一卵性双生児）	2 本の個人線を同じ場所から引き，双生児を横線で結ぶ．
	双生児（男性の二卵性双生児）	2 本の個人線を同じ場所から引く．
07'— 5	養子（2007 年に養子縁組をした 5 歳の男性の養子）	個人線を破線にする．西暦年を下 2 桁で表記する．
LH07' 25	離家（2007 年に離家した男性）	離家とは"親の世帯から離れて暮らすこと"である．"LH"（leaving home）を記入する．西暦年を下 2 桁で表記する．

B. FEM のマッピング方法

表 5 関係線の図示法

家族内部環境との関係／家族外部環境との関係	図示法 （家族内部環境との関係は青色, 家族外部環境との関係は緑色で記入）a)	
レベル 5．大変うまくいっている／適切な距離にある	——— 5 ——— （青） ——— 5 ——— （緑）	——— 4.5 ——— （青） ——— 4.5 ——— （緑）
レベル 4．ややうまくいっている／ほぼ適切な距離にある	——— 4 ——— （青） ——— 4 ——— （緑）	——— 3.5 ——— （青） ——— 3.5 ——— （緑）
レベル 3．どちらでもない／どちらでもない距離にある	——— 3 ——— （青） ——— 3 ——— （緑）	——— 2.5 ——— （青） ——— 2.5 ——— （緑）
レベル 2．あまりうまくいっていない／やや不適切な距離にある	- - - 2 - - - （青） - - - 2 - - - （緑）	- - - 1.5 - - - （青） - - - 1.5 - - - （緑）
レベル 1．まったくうまくいっていない／不適切な距離にある	〜〜〜 1 〜〜〜 （青） 〜〜〜 1 〜〜〜 （緑）	
注意：関係の向き（一方的な関係）は，上記の関係線の終点にアローヘッド（矢尻）を付けることによって示すことができる	（例）——— 5 —→ （青）　——— 5 —→ （緑） - - - 2 - -→ （青）　- - - 2 - -→ （緑） 〜〜〜 1 〜→ （青）　〜〜〜 1 〜→ （緑）	

a) ターゲットファミリーの主観的判断ではなく，看護職者が推定した関係レベルは，丸括弧の中に数値を入れる．また，家族外部環境同士の関係線は緑色にする．

2．補足説明・追加情報

　相互関係／交互関係が "レベル 2．あまりうまくいっていない／やや不適切な距離にある" もしくは "レベル 1．まったくうまくいっていない／不適切な距離にある" の場合，とくに気になる相互関係／交互関係がある場合は，そのように評価した理由を補足説明・追加情報欄に記入する．あるいは，ターゲットファミリーに見えないようにするために，補足説明・追加情報欄ではなく，フィールドノート（FEO/I-FN と FEO/I-RJ）に書き留めておく．

　さらに，とくに気になる相互関係／交互関係がある場合は，その相互関係／交互関係が形成された要因を探る．例えば，嫁姑の間の関係がレベル 1 やレベル 2 のように不良な家族ケースでは，その嫁姑関係の問題現象を特定できるように心がける．

　また，過度の巻き込まれ（ある家族員の言動に右往左往してしまう，ある家族員の身になり過ぎるなど），一方的な関係，依存的関係（他者を頼りにしている状態），共依存的関係（家族員同士が他者との関係に過剰に依存し，その人間関係に囚われている状態），権威（他の者を服従させる威力），権力関係（権力の行使による，支配と服従の状態）などがあれば，それらを具体的に文章で書き留めておく．

同居者の範囲と家族インターフェイス膜の所在が一致する家族と一致しない家族がある．同居者の範囲と家族インターフェイス膜の所在が異なる場合は，その理由や意味を尋ね，3ページ目の上部にある補足説明・追加情報欄（あるいは，フィールドノート［FEO/I-FN と FEO/I-RJ]）にそれを具体的に文章で書き留めておく．補足説明・追加情報欄は自由記入になっているが，"a)，b)，c)…"のように，同居者の範囲や家族インターフェイス膜の所在とその補足説明・追加情報の両方に同一アルファベットを付け，FEM との対応関係が明確になるようにする．

　その他，現病歴・既往歴に関しては，3ページ目の上部にある補足説明・追加情報欄に時間軸を取り込んだタイムライン（timeline）として記入するとよい．例えば，年，月，日，時刻を縦軸としたタイムライン表示により，過去から現在までの時系列で健康状態を的確に把握できる．

　なお，FEM の図式には，家族システムユニット，家族内部環境，家族外部環境の情報を含むが，家族時間環境の情報をほとんど含まない．したがって，家族時間環境の情報は，補足説明・追加情報欄に記入する．

3．家族員同士の関係レベルの定量化

　FEM では，ターゲットファミリーの主観的判断（印象評価，自覚など）によって，現在の個人間の相互関係／交互関係を3ページ目の下部に示してある関係線の図示法（表5）にしたがって得点化し，それぞれの関係線がなるべく合流しないように青色ボールペンで記入する．この得点は関係レベルといい，1点から5点の範囲になる．原則は1点刻みであるが，場合によっては 0.5点刻みも可能とする．例えば，ターゲットファミリーが「4から5です」「4か5くらいかな」「4と5の間かな」のような回答をした場合は，関係レベルは 4.5 とする．

　個人間の相互関係／交互関係の5段階の評価基準は，夫婦関係／親子関係とする．まず，配偶者／パートナーがいる場合は夫婦関係，配偶者／パートナーがいない場合は親子関係を得点化してもらう．その後，その夫婦関係／親子関係と比較しながら，その他の個人間の相互関係／交互関係の相対的評価をしてもらうと評価しやすい．なお，夫婦関係／親子関係の評価については，その判断基準となる価値観や理由をターゲットファミリーに尋ねて，明らかにしておく．

　また，家族員によって評価する関係レベルが乖離するか否かに着目する．関係の向き（資源やエネルギーの向かう向き）がある場合，例えば，AとBの間の相互関係／交互関係においては，AからB（A → B），BからA（B → A），あるいはその両方を記入する．例えば，嫁から姑の向きはレベル2，姑から嫁の向きはレベル5というような家族ケースでは，嫁から姑に矢印を向けて2，姑から嫁に矢印を向けて5というように両方向を記入する．このように，評価をする家族員によって家族間の関係レベルが乖離する場合は，その関係において何らかの問題が潜んでいる可能性が考えられるので，さらなる家族情報収集と家族アセスメントが必要になる．

　また，家族員間の関係レベルが，どちらか一方からしか得られない場合がある．例えば，妻から夫の向きはレベル2であるが，夫から妻の向きの関係レベルに関する情報が得られない場

B. FEM のマッピング方法

合，必要に応じて，補足説明・追加情報欄（あるいは，フィールドノート［FEO/I-FN と FEO/I-RJ］）にこのことを具体的に文章で記入しておく．

なお，原則として FEM には，現在（present）の家族員の関係レベルを記入するが，場合によっては，過去（past）の家族員の関係レベル，未来（future）に予想される家族員の関係レベルを記入することも可能である．そのときは，その得点の右横に"present""past""future"を書き添えて，明示しておく．年月日が明らかな場合は，ISO 8601 の拡張表記にしたがって，"YYYY-MM-DD""YYYY-MM""YYYY"の形式で，これらを括弧の中に入れて付記してもよい．YYYY は年（4 桁の数字），MM は月（2 桁の数字），DD は日（2 桁の数字）である．例えば，"past (2005)""past (2005-07)""past (2005-07-19)"や"future (2025)"などとし，現在，過去，未来の順で記入する．FEM 上への記入が難しい場合は，補足説明・追加情報欄に記入してもよい．

4．家族関係レベルの定量化

家族システムユニット全体としての関係の良好度は，FEM の家族員個人間の関係レベルから間接的に算定可能である．すなわち，家族員全員の個人間の関係レベルの得点の平均値を算出することによって，"家族関係レベル"に対する一定の評価ができる．家族間のすべての関係レベルが得られていない場合，関係の向きがある場合，同じ家族員間の関係レベルが家族員によって乖離している場合などもあるが，収集できた範囲の関係レベルの平均値を用いざるを得ない．

これは，個々の関係レベルの重要度を同じとみなして計算した算術平均（相加平均）であり，重要度に応じて重み（ウェイト）をつけて計算した加重平均ではないので，家族全体の関係レベルを正確に評価できるとは限らない．しかし，関係レベルの簡便な指標としては有効である．一般的に，"家族関係レベル"が高い家族は，家族の紐帯 [21] が強い家族であると判断できる．なお，家族関係レベルの得点の妥当性に関しては，家族機能度／家族デマンズ度尺度である SFE（Survey of Family Environment：家族環境評価尺度）[22] の得点，SFE/FSD（SFE Family Sociodemographics Module：SFE 家族属性モジュール）[12] にある家族機能レベルとの相関を確認してみるのも一案である．

5．家族外部環境との関係レベルの定量化

全方位的に家族システムユニットの情報収集を行うためのツールとして，FEAI（Family Environment Assessment Index：家族環境アセスメント指標）がある [1] [23]．FEAI の F 項目では，家族環境（家族内部環境と家族外部環境）との相互作用／交互作用を網羅している．したがって，FEM と FEAI を併用することで，家族内部環境と家族外部環境をホリスティックに把握することが可能になる．

家族／家族員の家族外部環境における人間関係や社会関係を把握するために，家族外部環境

との関係レベルを家族内部環境との関係レベルと同様に定量化して，FEM にマッピングする．家族外部環境には，家族／家族員との関係者や関係機関，制度があげられるが，FEAI（バージョン2.5）を構成する40 項目（アイテム）の中から選択するとよい．例えば，公的・私的を問わず，親類（遠い親類を含む），友人，近隣のひと，職場のひと（同僚，上司など），保健・医療・福祉施設，教育・保育機関，デイケア，デイサービス，ケアマネジャー，生涯学習施設などがあげられる．関係の強いひとだけではなく，疎遠になったひと，また，現在はかかわりをもっていないが将来的に連携を図る必要がある機関や制度なども情報収集できるように工夫する．

6．必携の4 色ボールペンと赤芯のシャープペンシル（赤鉛筆）

FEM のマッピングには，黒色，赤色，青色，緑色の4 色ボールペンが必要になる．書きやすく見やすい4 色ボールペン（0.7 mm の太さ）としては，例えば，ゼブラ株式会社の多色エマルジョンボールペンスラリ4C 0.7（品番 B4A11-BK）がある．これは，1 本で4 色インクが使える多色ボールペンであり，可動式バインダークリップが付いているので厚みのあるクリップボードなどにも挟める．また，エマルジョンインクは，油性のしっかりした手ごたえと，ジェル（水性）のさらさらした軽さを兼ね備えている．エマルジョンボールペン替芯（EK-0.7 芯）としては，黒（品番 REK7-BK），赤（品番 REK7-R），青（品番 REK7-BL），緑（品番 REK7-G）の4 色を使用する．

さらに，これにシャープペンシルの機能を搭載したスラリマルチ0.7（B4SA11-BK）がある．これは，1 本に4 色ボールペンと芯径0.5 mm のシャープペンシル（消しゴム付）の5 機能を搭載している多機能ペンであり，FEM の記入に必要なすべての機能を備えている．シャープペンシルは，家族インターフェイス膜の機能状態（後述）を図示するとき，不明瞭な家族インターフェイス膜を記入するのに役立つ（赤色シャープペンシルがない場合は，赤色ボールペンで代用）．なお，赤芯のシャープペンシル替芯には，ぺんてる株式会社のシュタイン替芯0.5 赤芯（C275-RD）がある．

ただし，多忙な臨地現場などで FEM をマッピングする際，看護職者が4 色ボールペンを携行していない場合もある．とくに病院では，電子カルテ・看護支援システムの導入に伴いペーパーレス化が進み，ボールペンの使用頻度が低くなっている．そのときは，色分けしないで FEM を黒色ボールペンでマッピングするしかないが，あらかじめ家族インタビュー／ミーティングを行うことが決まっている場合には，4 色ボールペンは予備を含めて複数本準備しておき，忘れないように心がける．

7．家族インタビュー／ミーティングのポイント

家族インタビュー／ミーティングは，原則として，メインインタビュアー（主として司会者の役

割）とサブインタビュアー（主として観察者と記録者の役割）からなるペア・インタビュー（pair interview）とする．ペア・インタビューとは，インタビュアーが 2 名組みになって行うインタビューのことであり，インタビュアーのトライアンギュレーション（triangulation，複眼的な方法論／方法）としての意味をもち，信憑性（credibility：クレディビリティー）をもってターゲットファミリーを観察することが可能になる．そして，2 名のインタビュアーで，FEM を漏れなく，正確かつ的確にマッピングできる．なお，家族インタビュー／ミーティングに参加する家族員が多人数の場合は，3 名のインタビュアーで実施しても構わない．この場合は，メインインタビュアー（主として司会者の役割），サブインタビュアー 2 名（主として観察者と記録者の役割）とし，相互に補足し合う．その詳細は，『FEO/I（家族環境観察／インタビュー）のアセスメントガイド』を参照する．

　家族インタビュー／ミーティングにおいて重要な点は，インタビュアーがターゲットファミリーと会話を展開し，ある特定の家族員個人の意見や考えを反映させるのではなく，家族インタビュー／ミーティングに参加している家族員全員の意見を反映することである．家族員間で意見の不一致がある場合は，全員で話し合いながら合意を得るようにする．家族員間での意見の乖離がみられるときは，合意形成のプロセスに注目して観察し，意見の乖離の理由を明らかにする．例えば，関係レベルが嫁から姑はレベル 2，姑から嫁はレベル 5 という家族ケースでも，家族員の話し合いによって嫁と姑の関係レベルは 3 であるという合意が得られた場合はレベル 3 と記入する．ただし，補足説明・追加情報欄（あるいはフィールドノート［FEO/I-FN と FEO/I-RJ］）に，嫁から姑はレベル 2，姑から嫁はレベル 5 という意見があったことなどを具体的に文章で書き留めておく．なお，家族インタビュー／ミーティング中に，よく話す家族員／話に参加しない家族員がいたか，家族員の中で誰がリーダーシップをとろうとしていたか／誰が決定権をもとうとしていたか，一方的なコミュニケーションに陥っていたか，家族員間で意見が分かれたときにどのように合意形成したかなど，特記することがあれば，必要に応じてフィールドノート（FEO/I-FN と FEO/I-RJ）に書き留めておく．なお，すべての必要な家族情報を記録することが難しい場合は，家族の許可を得て IC レコーダで録音しておくとよい．

　家族で結論を出すのに時間がかかっていた事項／項目については，詳しく情報を収集する．とくに家族員間での認識の差，それが生じた経緯を明らかにする．家族員間に低い関係レベルが存在する家族では，関係レベルの回答に躊躇する場合が少なくない．すなわち，関係レベルの回答に躊躇する場合は，家族員間の関係を注意深く観察するとよい．

　FEM に一通り記入を終えたら，インタビュアーは FEM を家族員全員と一緒に振り返り，追記する家族情報の有無，思いや関係の変化がないかどうかを確認する．関係線を修正する場合は，それがわかるように得点の上にやや大きく同色ボールペンでクロス記号（×）で消した後に，別に関係線を記入するようにする．また，その後の家族インタビュー／ミーティングの中で明らかになった家族情報で FEM に追記できる情報は，その都度書き足す．完成した FEM は，家族インタビュー／ミーティング中，2 ページ目をターゲットファミリーの常に見える位置に置くよ

うにするとよい.

　家族インターフェイス膜の所在は，家族インタビュー／ミーティングの途中で変更になることもある．したがって，家族インタビュー／ミーティングにおいては，必要に応じて，最初に FEM に記入した家族インターフェイス膜の所在を参照し，家族の定義（FEM の 1 ページ目）を忘れないようにして家族インタビュー／ミーティングを進行する.

8. 家族に "よ・り・そ・う" 心構え

　家族インタビュー／ミーティングがターゲットファミリーにとって，唯一本音を話せる場になることもしばしばである．家族インタビュー／ミーティングで緊張している家族員に対して，自分を客観視（直視）できる自己距離感を他の家族員に与え，家族員それぞれの本音を出せる環境を生み出すことが必要である．看護職者が共感姿勢で聴いていると，家族員それぞれが本音を語り出すようになりやすい．また，家族インタビュー／ミーティングの終了後に，家族員同士のラポールが維持できるように配慮が必要である.

　また，家族面接と個人面接（家族員面接）を組み合わせて用いることにより，個人個人を尊重し，家族員に寄り添うことも必要になる．各家族員の表情を観察しながら傾聴し，雰囲気に異変を感じたら個人面接を別途設定するとよい．また，家族内で葛藤やストレスが生じている場合，個人面接のプロセスを経てから家族面接によって家族関係を調整するのもよい.

　"家族看護の基本となるもの" が家族ケア／ケアリング[20]であり，家族システムユニットが家族機能を自立的かつ自律的に維持・向上するために不可欠である．さらに，家族員に対しては，癒しをもたらすことができ，生きる希望と意味を抱き，生きている幸福を実感できるようになるホリスティックケア／ケアリングといえる．家族看護は家族ケアと家族ケアリングを包摂しており，家族看護の質は，看護職者と家族がどのような関係を築き上げていくかによって決定される．名詞である家族ケアとは，"ターゲットファミリーの家族ウェルビーイングを維持・向上させるための行為（実践）"，動名詞である家族ケアリングとは，家族ケアにみられる現象であり，"家族のビリーフとデマンズを知り，それを家族ケアに生かす態度" である．"家族ケア／ケアリング理論（Family Care/Caring Theory：FCCT）[24]" では，家族に寄り添う（よ・り・そ・う，yorisou）心構え，すなわち，家族とその世界を理解する "共感" により，"家族とともにいる" 状態を築くことが重要である．さらに，看護職者が自分を知り，自分を高めていくこと，そこに家族ケアリングの実践がある.

C. 家族インターフェイス膜論

1. 家族インターフェイス膜の定義

　法橋が提唱するインターフェイス膜（interface membrane：i/f）[1] とは，“システム同士を区切る領域帯”のことである．家族システムユニットと家族外部環境システムとを区切るインターフェイス膜が“家族インターフェイス膜”（family's interface membrane：F i/f）であり，これによって家族（家族的家族）と非家族を仕切ることができる[10]．家族インターフェイス膜とは，“家族システムユニットと家族外部環境システムとの間にあり，家族資源の選択的透過性をもつ領域帯”であると定義している．これは，情報をやり取りする接続面とそれを仲介する規格（規約）をさす情報技術用語のインターフェイスや，選択的透過性（selective permeability）をもつ細胞膜の比喩であり，構造的かつ機能的にシステムを分離する動的な境界帯を意味する家族看護学における新しい概念である．なお，家族システムユニット内に存在する下位システム（subsystem，サブシステム）の範囲を区切るインターフェイス膜が“家族員インターフェイス膜”（family members' interface membrane：Fm i/f）であり，家族員の集団／組織を何らかの基準にしたがって仕切ることができる．家族員インターフェイス膜には，例えば，夫婦インターフェイス膜，親子インターフェイス膜，きょうだいインターフェイス膜などがある．

　家族同心球環境理論（CSFET）においては，家族環境は3つの評価軸（構造的距離，機能的距離，時間的距離）によって3次元時空を形成し，その中に5つのシステム（スープラシステム，マクロシステム，ミクロシステム，家族内部環境システム，クロノシステム）が配置されることで，家族システムユニットの立体的な全体像を可視化する．この3次元環境の中で，家族インターフェイス膜は，家族外部環境システム（スープラシステム，マクロシステム，ミクロシステム）と家族内部環境システムとの間にあると想定し，家族内部環境システムと家族外部環境システムが相互浸透していると考えている．これは，家族看護学などで従来から使用されているバウンダリー（boundary，境界）が意味する境界線[25]とは異なる意味をもつ．バウンダリーは目に見えない仕切り線であり，システムとシステムとの間に引く境界線（ライン）である．例えば，バウンダリーが曖昧すぎると家族が自立性・自律性を失い，バウンダリーが硬直しすぎると家族は社会から孤立しやすくなると考える．

　一方，家族インターフェイス膜は選択的透過性をもつ境界帯（ゾーン）であり，家族システムユニットと家族外部環境システムとの間の交互作用を選択的に調節する機能をもつ．CSFET の3次元環境（家族環境は3つの評価軸［構造的距離，機能的距離，時間的距離］によって3次元時空を形成）の中で，目に見えない領域帯（分離帯）で裏打ちされた三次元構造をしており，家

族内部環境を守る袋のような存在である．家族インターフェイス膜は，コンクリートのような壁ではなく，目の細い布状の袋であるとイメージするとよい．

　家族インターフェイス膜のインターフェイスには，家族システムユニットと家族外部環境システムとの間の領域帯という意味と，その領域帯における家族資源の出し入れの方法（protocol，プロトコル）という意味をもたせるために用いている．家族資源（family resource：FR）とは，"家族システムユニットが現在利用可能，あるいは潜在的に利用可能な家族環境"のことである．すなわち，家族インターフェイス膜は，家族ニーズを満たすために，家族資源の選択的透過性という機能をもっている．ここで，選択とは，家族に必要な家族資源と不必要な家族資源を分別することである．透過性とは，家族が家族資源を能動的（意図的）に家族内部環境に入れたり，家族資源を能動的（意図的）に家族外部環境に出したりすることである．家族システムユニットは家族環境（家族内部環境と家族外部環境）の変化に常に対応し，家族システムユニットにとって最適な家族環境を構築する．そのために，家族インターフェイス膜の選択的透過性を調節し，家族内部環境と家族外部環境との間で家族資源の出し入れ（交互作用）を行っている．例えば，家族システムユニットが家族外部環境システムにある社会資源それぞれに対して，家族インターフェイス膜の透過性を意図的に亢進させたり（家族資源の出入りを多くする），逆に低下させたりする（家族資源の出入りを少なくする）ことで，家族機能の維持に必要な社会資源を家族システムユニットが所有できる．

2．家族システムユニットと家族インターフェイス膜

　家族インターフェイス膜は，家族システムユニットがもつ機能のひとつであると考えることができる．したがって，家族インターフェイス膜は，家族システムユニットの一部とみなすことができる．家族インターフェイス膜に包含されるひと（ひとびと）が家族員であり，家族インターフェイス膜の所在によって家族システムユニットの範囲を明らかにできる．しかし，家族員が認識する家族の範囲が家族員によって異なることが往々にしてあり，家族の範囲を同定することは容易ではない．法橋は，これを"片思いの家族員"問題として提唱している（後述）．家族員によって家族の範囲が異なると，家族インターフェイス膜が不明瞭になり，家族アイデンティティが揺らぐことになる．家族インターフェイス膜の所在が曖昧になると，"家族インターフェイス膜の不明瞭"などの家族症候が診断される．ただし，家族インターフェイス膜の所在は一定ではなく，時間とともに移動する流動的なものであり，家族インターフェイス膜には柔軟性がある．

　家族インターフェイス膜のありようは，時代と共に変遷してきた．例えば，中年期・高年期のひとがイメージする家族は，サザエさん一家である．結婚するとマスオさんのように相手の家族の一員になるという認識がある．一般的に，このような伝統的家族では，物事に対する家族員個人の決断には，家族の意向が反映され，家族を中心として判断される．家族の範囲が明確であり，家族員が認識する家族インターフェイス膜の所在は家族員間で一致しやすい．一方，青年期のひと

がイメージする家族は，のび太くん一家である．核家族，ひとりっ子，ペット以上きょうだい未満のドラえもん（ネコ型ロボット）がいて，家族員があくまで自分中心に家族を認識する．一般的に，このような現代家族では，家族員個人の価値観の多様性や個人の尊重が重要視され，家族を中心とした個人志向の様相にある．家族の範囲のとらえ方が家族員によって一定ではなく，家族員が認識する家族インターフェイス膜の所在は家族員間で乖離しやすい．なお，現代家族においては，一般的に，家族員にとって機能的距離（心的距離）が最も近いのはこどもと配偶者であり，次いで，自分の親ときょうだいが続き，義理の親は遠い位置にあるといわれている．

3．家族インターフェイス膜の機能状態

　法橋は，家族インターフェイス膜が交互作用する内容から，物質インターフェイス膜，精神インターフェイス膜，スピリチュアルインターフェイス膜に分類している．例えば，収入の稼得は物質インターフェイス膜，ピアからの励ましは精神インターフェイス膜，失業による生きる希望の喪失はスピリチュアルインターフェイス膜[26]によって交互作用する．なお，ひとは，"肉体"（body），"精神"（mental），"スピリチュアリティ"（spirituality）から構成される．法橋は，個人のスピリチュアリティとは，"究極的自己と超越的環境を探求し，人生の意味と目的への問いかけによって生じる，人間存在の根拠を支える心のもちよう"であると定義している．具体的には，生きること／死ぬことの意味，健康であること／病むことの意味などが含まれる．スピリチュアリティは，精神性や宗教性と区別しなければならない．ひとは誰でもスピリチュアリティをもっており，それが生きることの根幹をなしている．

　家族ニーズを充足するために，家族インターフェイス膜は家族資源（家族外部資源と家族内部資源）を制御する．家族インターフェイス膜とは，家族システムユニットに適用する概念であるので，家族全体として選択的透過性の亢進と低下を見極める必要がある．家族インターフェイス膜の選択的透過性が異常に亢進したり，異常に低下することで，家族システムユニットが活用する家族資源の過不足が生じる．

　家族インターフェイス膜の透過性状態を図示するために，家族インターフェイス膜の機能状態の図示法を開発している（表6）．家族インタビュー／ミーティング中に，特記するべき家族インターフェイス膜の機能状態が明らかになれば，これにしたがって，FEMに家族インターフェイス膜の機能状態を明示できる．家族インターフェイス膜が不明瞭であるときは，過剰な依存状態，過剰な巻き込み／巻き込まれ関係（overinvolvement）を示している．なお，不明瞭な家族インターフェイス膜は，赤色の輪郭が曖昧な太い実線で囲むことになっている．これは，赤色のシャープペンシルまたは赤鉛筆を使うと書きやすい．

FEM-J（家族環境地図）のアセスメントガイド（バージョン 3.0 対応版）

表 6　家族インターフェイス膜の機能状態の図示法

機能状態	図示法	
家族インターフェイス膜の透過性が低い	赤色の太い実線で囲む	▬▬▬▬
家族インターフェイス膜の透過性が適度である	赤色の太い点線で囲む	▬ ▬ ▬
家族インターフェイス膜の透過性が高い	赤色の間隔が広い細い点線で囲む[a]	- - - -
家族インターフェイス膜が不明瞭である	赤色の輪郭が曖昧な太い実線で囲む	▬▬▬▬

[a] 同居の範囲と区別するために，間隔が広い点線とする.

4．ミニューチンが提唱する“境界”の機能と分類

　家族インターフェイス膜の類似概念として“境界”がある．ミニューチン（Minuchin）が提唱する“境界”の機能は，システムの区別を守ることである．境界は，明確な（clear）境界，あいまいな（diffuse）境界，硬直した（rigid）境界の 3 つに分けられる[27]．例えば，家族の境界があいまいな場合は，家族としての自律性を失い，まとまりを維持することが困難になり，纏綿(てんめん)状態（enmeshmed）が生じやすい．纏綿とは，綿と綿が絡まりあっている状態からの比喩であり，からみつくことを意味する．一方，家族システムユニットの境界が過度に硬直した家族ケースでは，周囲から孤立し，家族内の結びつきは強くなり，遊離状態（disengaged）が生じやすい．遊離の対義語が纏綿である．

　家族の境界は，あいまいな境界と過度に硬直した境界の間に位置し，家族の境界の明確さは家族機能を評価する指標のひとつとなる．家族支援（家族ケア／ケアリング）とは，纏綿状態と遊離状態の中間的な（家族インターフェイス膜の透過性が適度である）家族関係のあり方を模索し，明確な境界づくりを行うことである．

D. "片思いの家族員"問題（法橋）

1. "片思いの家族員"問題（法橋）の提起

　家族看護学は長足の進歩を遂げているが，まだ解決するべき課題は山積している．現代家族では，例えば，シングル・ペアレント・ファミリー（single parent family，ひとり親家族），ステップファミリー（stepfamily，配偶者の少なくとも一方の結婚前のこどもと一緒に生活する家族）が増えており，家族の個人化などにより，家族の範囲（家族インターフェイス膜の所在）が家族員ごとに食い違うことがあり，家族システムユニットの組織性（集団性）が曖昧になっている．とくに家族看護学研究を行おうとすると，家族インターフェイス膜の所在を同定することが困難であることによく直面する．なお，家族インターフェイス膜の所在が家族員で一致しないことは，家族症候の存在が疑われる．

　法橋は，家族とは"他の構成員から帰属認識されているひと（生者）の和集合で構成されるシステムとしてのユニット組織"であると定義しており，これは家族看護学の中では一定のコンセンサスが得られているものであろう．しかし，ある家族の各家族員に「誰が家族員ですか？」と尋ねると，家族員によって返事が異なることが往々にしてあり，家族の範囲を同定することは容易ではない[28]．すなわち，あるひとを家族員と認識する家族員がいれば，認識しない家族員もいる．法橋は，このように家族員が認識する家族の範囲が家族員によって異なる問題を"片思いの家族員"問題（"unreciprocated family members" issue）として提起している．

　なお，ひとの集団（group）とは，"複数のひとの集まり"である．また，組織（organization）とは，"共通目的の達成に必要な役割を持続的に分担しているひとの集団"である．したがって，"組織"は"集団"に内包される．

2. 家族的家族と当事者的家族の違い（家族範囲の法則）

　家族の概念は，当事者（家族員）と他者（非家族員）のディスコース（discourse，言説_{げんせつ}）にもとづいて形成される．すなわち，家族支援（家族ケア／ケアリング）においては，家族員の主観的な認識にもとづく家族の範囲，看護職者の客観的な判断にもとづく家族の範囲の2種類があり，法橋はそれぞれを"当事者的家族""他者的家族"とよんで区別している．図3には，例として，ターゲットファミリーの2名の家族員（夫と妻）の当事者的家族を示した．当事者的家族の和集合が"家族的家族"であり，家族員がひとりでも家族と認識しているひとの組織（集団）のこと

FEM-J（家族環境地図）のアセスメントガイド（バージョン 3.0 対応版）

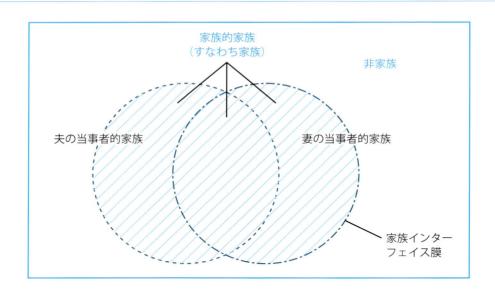

図3　家族的家族と非家族の区別（ベン図）

である．
　家族員全員が当事者的家族と認識しているひとを家族の範囲（家族インターフェイス膜の所在）とすることもひとつの案である．ただし，例えば，一方が家族員と認識しているが，他方が家族員と認識していない夫婦の場合，この夫婦を家族ではないと断言することは難しい．また，離家した家族員が，ある家族員にとっては家族インターフェイス膜の外部であるが，ある家族員にとっては家族インターフェイス膜の内部にいると認識する家族ケースでは，この離家した家族員が少なくとも 1 名以上の家族員と関係があり，離家した家族員と家族には何らかの相互作用が認められるといえる．したがって，家族看護学が対象とする家族は，当事者的家族の和集合である家族的家族であると定義したほうが，家族員の相互作用をより正確に把握できると考える．法橋の家族の定義にしたがうと，家族は家族的家族のことに他ならない．また，家族的家族以外のひとが"非家族"であり，家族的家族と非家族の間に家族インターフェイス膜が存在することになる．
　さらに，図 4 には，ターゲットファミリーの 2 名（夫と妻）の"当事者的家族"，看護職者 2 名の"他者的家族"の関係例を示した．このベン図をみると，どこを家族の範囲とするのかは複雑であり，いかに家族の範囲を同定することが困難であるかが一目瞭然であろう．例えば，家族インタビュー／ミーティングによって家族情報を収集するときに，各家族員は当事者的家族を説明し，他方の看護職者は他者的家族を対象としており，両者がずれる可能性がある．さらに，複数の看護職者がかかわるときは各看護職者の他者的家族にも相違があるかも知れない．ただし，家族看護学では，家族とは"他の構成員から帰属認識されているひと（生者）の和集合で構成されるシステムとしてのユニット組織"であると定義しており，当事者的家族にもとづいて家族の範囲を定

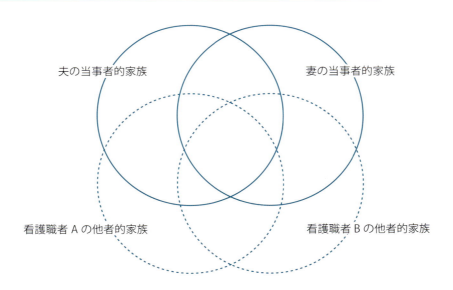

図4 当事者的家族と他者的家族の関係例（ベン図）

義する．すなわち，他者的家族には，非家族が含まれる可能性がある．

3．"片思いの家族員"問題の解決の糸口

　家族看護学は家族システムユニットを対象とするパラダイムをもつにもかかわらず，とくに自記式質問紙を用いた量的な家族看護学研究では，家族員の当事者的家族が家族員間で異なるときに，どのように家族の範囲を同定してユニット研究を行っているのかが不明瞭である[12]．したがって，家族看護学が依って立つパラダイムに回帰し，"片思いの家族員"問題に対して明確な指針を打ち立てなければならないと考える．

　この"片思いの家族員"問題の現状の解決方法としては，家族インタビュー／ミーティングでは，参加している複数の家族員で相談し，家族の範囲を決めてもらうようにしている．ただし，ターゲットファミリーとのインテークでは，誰を家族員として招集したらよいのか自体も絶対的な決まりはない．また，家族看護学研究においては，その都度，家族の操作的定義を行って，家族の範囲を特定しておくことが不可欠である．

FEM-J（家族環境地図）のアセスメントガイド（バージョン 3.0 対応版）

E. FEM に記入できる事項／項目

　ここでは，FEM に記入できる事項／項目をリストアップしてある．ターゲットファミリーの家族問題現象（時空間において看護職者［非家族］が観察できる，家族が現しているすべての問題，課題，挑戦，困難）や家族症候（主観的および客観的な家族データにもとづき，看護職者が総合的に査定した家族システムユニットの困難状態）などに応じて，この中から必要なものを選んで家族情報を収集し，FEM に記入する．家族インタビュー／ミーティングの前に，ターゲットファミリーについて情報収集する優先度が高い項目をあらかじめ選択しておくとよい．なお，性的指向（sexual orientation），死産（流産，中絶も含む）などは，家族員が揃っている中で話しづらい可能性がある項目であり，家族インタビュー／ミーティングの終了後にそれらの家族情報を記入するのでもよい．

　なお，FEAI（Family Environment Assessment Index：家族環境アセスメント指標）には，家族環境（家族内部環境，家族外部環境，家族時間環境）をアセスメントする項目，SFE/FR（SFE Family Resource Module：SFE 家族資源モジュール）は家族資源（家族内部資源と家族外部資源）をアセスメントする項目があるので，これらを併用するのもよい．

1. 家族員，直系尊属・直系卑属

　家族員（同居している家族員と同居していない家族員），直系尊属・直系卑属に関しては，原則として表 7 の 1）から 9）までの項目を記入し，必要に応じて，10）から 16）までの項目，あるいはターゲットファミリーに応じてその他の項目を記入する．

表 7　家族員，直系尊属・直系卑属に関する事項

項　目	留意点
1）氏名	氏（必要時）と名を記入する．必要に応じて，愛称も記入する．なお，研究用途で使用する場合は，無記名でもよい．
2）性別	男性は □，女性は ○ で記入する．

3）満年齢（生年月日）	満年齢を年月単位で記入する．必要に応じて，生年月日（西暦）も記入する．意外と家族員の年齢を回答できない場合も多い．西暦，元号，年齢が一覧になった年齢早見表（付録3）を使って，誕生日から年齢を出すこともできる．また，"年号しらべ"（AppBank Inc.）という iPhone / iPad アプリなどを利用してもよい．
4）没年齢（死亡年月日），死因	没年齢を年月単位で記入する．必要に応じて，死亡年月日（西暦）も記入する．死産（流産，中絶も含む）についても記入する．
5）居住地	**居住地を都道府県だけではなく市町村のレベルで記入し，同居していない家族員の居住地との距離（構造的距離），他の家族員と会う頻度（機能的距離）も記入する**．必要に応じて，居住期間（年月単位）についても記入する．
6）就学状況（種類，所在地）	こどもが就学している学校の種類（幼稚園［年少／年中／年長］，小学校，中学校，高校，高等専門学校，短大，大学，大学院，特別支援学校など），所在地（学生寮の利用の有無も含む）を記入する．
7）就業状況（**職業・業種・職種**，所在地）	職業・業種・職種のうち，仕事内容がわかりやすいものを記入すればよい． **職業とは**，個人が行う仕事で，報酬を伴うか報酬を目的とするものであり，"職業についていない（専業主婦を含む）""公務員""民間の企業・団体の職員""フルタイムの臨時職員（アルバイト・派遣労働者を含む）""パートタイムのアルバイト""自営業主・自由業""自営業の家族従業員（家族の手伝いを含む）""内職""その他"から選択する． **業種は**，産業の種類であり，"農業，林業""漁業""鉱業，採石業，砂利採取業""建設業""製造業""電気・ガス・熱供給・水道業""情報通信業""運輸業，郵便業""卸売業，小売業""金融業，保険業""不動産業，物品賃貸業""学術研究，専門・技術サービス業""宿泊業，飲食サービス業""生活関連サービス業，娯楽業""教育，学習支援業""医療，福祉""複合サービス事業""サービス業（他に分類されないもの）""公務（他に分類されるものを除く）""分類不能の産業"から選択する．なお，総務省の日本標準産業分類を参照するとよい． 一方，**職種とは**，職業の種類のことであり，"営業，販売""企画""広報，宣伝""事務""総務，人事，経理""専門職（例えば，医師，保健師，助産師，看護師，薬剤師，弁護士，公認会計士，一級建築士など）""その他"から選択する．なお，総務省の日本標準職業分類を参照するとよい．

8）主観的健康感，健康状態（病気／障がいの有無［現病歴・既往歴］，病気／障がい名，病気／障がいの程度［例えば，入院期間，通院頻度，服薬状況など］）	主観的健康感とは，疾病（疾患）の有無にかかわらず，自分は健康であると思うか否かを主観的に捉えた指標であり，医学的な健康度とは必ずしも一致するものではない． 　病気／障がい名には，波線の下線を引いて明示する．また，病気／障がい名などの記入には，家族員への心理的抵抗を少なくするため，必要に応じて医学略語もしくは外国語表記を使用する（付録 2）．現病歴（今現在治療している病気／障がいが，いつから，どのように始まり，どのような経過をとってきたのかなど），既往歴（出生してから現在まで，どのような健康状態であったか，どのような病気／障がいに罹患したことがあるかなど）を明らかにする．とくに高齢者の場合は，健康状態，独居か否か，近所に親類が居住しているか否かなどが重要な情報になる．**現病歴・既往歴に関しては，FEM の 3 ページ目の上部にある補足説明・追加情報欄に時間軸を取り込んだタイムライン（timeline）として記入するとよい．** 　**持病とは，慢性的または断続的長期にわたる病気の総称であり，本人が自覚している症状も含む．過去の病気でフォローアップしているものを含む．**例えば，腰痛，痛風，高血圧症，脂質異常症，頭痛（片頭痛），胃腸病，心臓病，腎臓病，糖尿病，リウマチ，気管支喘息などである．参考のために，主な治療薬と薬効分類名は，付録 4 にまとめてある．
9）介護状況	介護や医療的ケアを受けている家族員の状況（いつ，どこで，誰が，何を，どのようにしているのか），介護や医療的ケアを行っている家族員（主介護者など）の状況を記入する．とくに ADL（activities of daily living，日常の生活動作能力）レベル，介護保険制度の利用状況，介護度（要支援，要介護），認知症のレベルなどを尋ねる．
10）学歴	学歴（教育歴）は，家族機能の影響因子である．また，学歴は，家族インタビュー／ミーティングの質問内容の理解度に影響することがある（したがって，相手が理解できるように質問する必要がある）．
11）喫煙（受動喫煙を含む）・飲酒の状況	喫煙状況については，1 日の喫煙本数，喫煙歴，朝起きてから最初の 1 本を吸うまでの時間などを記入する．飲酒状況については，1 週間の飲酒回数，1 回の飲酒量などを記入する． 　なお，習慣的に喫煙している者とは，"今までに吸った本数が合計 100 本以上，または 6 か月以上たばこを吸っている（吸っていた）者であり，最近 1 か月間も吸っている者"のことである．飲酒習慣のある者とは，"週に 3 日以上飲酒し，飲酒日 1 日あたり 1 合以上を飲酒する者"のことである．
12）趣味，性格・気質	短気，神経質などを記入する．性格の中で，生まれつきの部分が気質である．すなわち，**気質は先天的，性格は後天的なもの**といえる．

13）宗教活動	宗教活動の頻度とその内容などを記入する．**宗教には,キリスト教（カトリック，プロテスタント，エホバの証人など），イスラム教，仏教，神道などがある**．それぞれの教義を理解しておくことによって，家族理解が深まる．日本における宗教の信者数は，神道と仏教が多い．
14）法に触れるような問題	必要に応じて，逮捕，訴訟の実態などを記入する．
15）人種，民族，国籍	人種（race，レイス）とは先天的（生物学的）な区分で，民族（ethnicity，エスニック集団）とは後天的（文化的）な区分，国籍（nationality）とは法律的な区分である．具体的には,人種とは,骨格,皮膚の色，毛髪の形など身体形質の特徴によって区別した種類であり，4大人種は，コーカソイド，ネグロイド，モンゴロイド，オーストラロイドである．民族とは，共通の出自，言語，宗教，生活様式，居住地などをもつ集団である．**国際結婚の場合は，各家族員の国籍を記入する**．
16）ジェンダー／セクシュアリティ	性の概念は,セックス（sex），ジェンダー（gender），セクシュアリティ（sexuality）[29] の3つのカテゴリーから構成されている．セックスとは,生物学的性別（生物上の男女）である．**ジェンダーとは，社会的性別のことであり，社会が規定する男らしさ／女らしさ（男性像／女性像）のような男女の別を示す概念である**．セクシュアリティとは，個人の性的特性と性的対象者との相互作用であり，性欲，性行動，性意識といった性にかかわる現象，行動，傾向などを総称する． 　必要に応じて，性的指向（sexual orientation）も記入する．性的指向は，性欲や恋愛の方向を表す概念であり，異性に対して魅力を抱く“異性愛”，同性に対して魅力を抱く“同性愛”，異性と同性のどちらにも魅力を抱く“両性愛”に大きく分類される．同性愛（ゲイ，レズビアン）の場合は，□や○の中に下向き三角形（▽）を書き込む． 　なお，最近使われるようになったLGBT（lesbian，gay，bisexual，transgender）とは，レズビアン（女性同性愛者），ゲイ（男性同性愛者），バイセクシュアル（両性愛者），トランスジェンダー（心と身体の性が一致しないひと）の総称である．

2．夫婦／カップル

夫婦／カップルに関しては，原則として表 8 の 1）の項目を記入する．必要に応じて，2）の項目，あるいはターゲットファミリーに応じてその他の項目を記入する．

表 8　夫婦／カップルに関する事項

項　　目	留意点
1）夫婦／カップルの婚姻関係，結婚形態	婚姻関係では，愛人関係／同棲／内縁（事実婚）／婚姻，別居，離婚，再婚，それらの継続期間について記入する． 　"愛人関係"とは，親密な男女関係のことである． 　"同棲"は，男女（カップル）が共同生活を営んでいる（同居している）が，婚姻の意思がない関係（内縁関係にはいたっていない男女関係）のことである．したがって，同棲に対する法的保護はないし，いつ同棲を解消しても法的に問題はない． 　一方，"内縁（事実婚）"は，婚姻届を出してはいないが，事実上の結婚生活を送っている関係のことであり，社会通念上夫婦共同生活と認められるような社会的事実の存在が必要である．なお，婚姻の意思がない場合は，同棲とみなされる．内縁と事実婚は同義であるが，法律上は内縁を用いることが多い．民法で定める婚姻に関する規定は婚姻届に関する規定を除いて適用され，貞操義務，扶助義務，日常家事債務の連帯責任，内縁解消による財産分与などが発生する． 　"婚姻"と内縁（事実婚）は，婚姻届を出しているか否かの違いである．婚姻とは，法的に成立した法律婚であり，民法による制限と責務を負うことになる．なお，婚姻と結婚とは同様の意味として使われているが厳密には異なり，民法では婚姻届を提出することで正式な結婚とみなすので，法律がかかわる場面においては婚姻を用いる．一方，結婚とは，男女（カップル）が社会的に認知された夫婦になることであり，事実婚も含むことになる． 　結婚形態では，恋愛結婚，お見合い結婚について記入する．なお，妊娠先行型結婚とは，"妊娠判明後に婚姻（婚姻届の提出）をする結婚形態"のことであり [21) 30) 31)]，いわゆるできちゃった結婚（授かり婚）のことである．
2）夫婦／カップルの出会い	夫婦／カップルが出会ったきっかけとしては，恋愛結婚の場合は，"友人，きょうだいを通じて""職場や仕事で""学校で""街中や旅先で""サークル，クラブ，習い事で""アルバイトで""幼なじみ，隣人"などがある．

E. FEM に記入できる事項／項目

3．家族システムユニット

　家族システムユニットに関しては，原則として表 9 の 1）から 2）までの項目を記入する．必要に応じて，3）の項目，あるいはターゲットファミリーに応じてその他の項目を記入する．

表 9　家族システムユニットに関する事項

項　　目	留意点
1）家族インターフェイス膜の所在，家族インターフェイス膜の機能状態	家族インターフェイス膜の機能状態の図示法（表 6）にしたがって示す．
2）個人間の相互関係／交互関係	5 段階の関係線の図示法（表 5）にしたがって示す．
3）インターフェイス膜の所在，インターフェイス膜の機能状態	家族システムユニット内部にインターフェイス膜（例えば，夫婦インターフェイス膜，親子インターフェイス膜，きょうだいインターフェイス膜など）が認められる場合は，それを記入する．

4．家族外部環境

　家族／家族員とかかわりがある家族外部環境，関係が強いひとだけではなく，疎遠になったひと，また，現在はかかわりをもっていないが将来的に連携を図る必要がある家族外部環境に関しては，原則として表 10 の 1）から 3）までの項目，あるいはターゲットファミリーに応じてその他の項目を記入する．家族外部環境は，"ひと""もの（物）""こと（事）"に分類すると理解しやすい．

FEM-J（家族環境地図）のアセスメントガイド（バージョン 3.0 対応版）

表 10　家族外部環境に関する事項

項　目	留意点
1）家族／家族員とつながりがある関係機関（もの）	保健・医療・福祉施設（地域包括支援センター，デイサービス［通所介護］，デイケア［通所リハビリテーション］など），教育・保育機関，生涯学習施設，利便施設（郵便局，銀行，スーパーマーケット／コンビニエンスストアなど）などを示す． 　これらの所在地を都道府県だけではなく市町村のレベルで記入し，家族の居住地との距離や家族／家族員が利用する頻度（構造的距離），家族／家族員との関係（機能的距離），利用するための交通手段などを記入する．なお，家族／家族員が利用する頻度の高低は，関係（つながり方，かかわり方）とは必ずしも一致しないので，構造的距離とみなす．
2）家族／家族員が利用している制度（こと）	介護保険制度，訪問看護，訪問介護，ショートステイ（短期入所生活介護，短期入所療養介護），配食サービスなどを示す． 　これらの制度を提供する関係機関の所在地を都道府県だけではなく市町村のレベルで記入し，家族の居住地との距離や家族／家族員が利用する頻度（構造的距離），家族／家族員との関係（機能的距離）も記入する．なお，家族／家族員が利用する頻度の高低は，関係（つながり方，かかわり方）とは必ずしも一致しないので，構造的距離とみなす．
3）家族／家族員とつながりがある関係者（ひと）	親類（遠い親類を含む），友人，近所のひと，職場のひと（同僚，上司など），看護職者，介護支援専門員（ケアマネジャー），訪問介護員（ホームヘルパー，ヘルパー），社会福祉士，介護福祉士，精神保健福祉士，民生委員などを示す． 　これらひと（ひとびと）の居場所を都道府県だけではなく市町村のレベルで記入し，家族の居住地との距離や家族／家族員が接する頻度（構造的距離），家族／家族員との関係（機能的距離），接するための交通手段などを記入する．なお，家族／家族員が接する頻度の高低は，関係（接し方）とは必ずしも一致しないので，構造的距離とみなす．

F. FEM のマッピングの実施例

F. FEM のマッピングの実施例

1. 家族インタビュー／ミーティングの進行例

　FEM をマッピングするための家族インタビュー／ミーティングの進行例を表 11 に示す．左列の「　」内には台詞（セリフ）の例（家族インタビュー／ミーティング質問例），右列には留意点を示している．キーとなる台詞は**太字**で明記しているので，その通りに質問するとよい．また，台詞の例では，台詞（家族インタビュー／ミーティング質問）の使用ルール（表 12）にある 3 つの記号を理解した上で使用する．

　FEM を経時的にマッピングすることで，家族環境の変化を明確にできる．表紙の記入年月日には，マッピングした年月日を忘れないように記入する．

　表 11 の最後尾には，変化形・派生形・追加形の記入欄がある．ここには，家族インタビュー／ミーティングを行うターゲットファミリーの特性にあわせて各質問を変化させた質問，新しい別の質問を準備し，あらかじめそれを記入しておく欄である．また，家族インタビュー／ミーティングの途中で質問を追加した場合は，次回の家族インタビュー／ミーティングのためにそれを変化形・派生形・追加形欄に書き留めておくとよい．

表 11　家族インタビュー／ミーティングの進行例

台詞の例 （家族インタビュー／ミーティング質問例）	留意点
□「ご家族についてお話をお伺いするにあたりまして，まず，○○様のご家族の構成についてお尋ねさせていただきます．ご一緒に，家系図のような図を書かせていただきますのでご協力ください．」	ターゲットファミリーに 1 冊の FEM を示す．
□「ここで，"家族"とはあなた（あなたがた）が家族であると考えるひとびと（あなた自身を含む）のことで，例えば，親，婚姻関係が成立している配偶者・パートナー（愛人関係，同棲，内縁［事実婚］関係者も含む），こどもなどで構成されます（同居の有無は問いません）．ただし，亡くなったひと，お腹の中の赤ちゃん，ペットは含みません．」	家族の定義を FEM の 1 ページ目（表紙）の下部にある説明文を示しながら説明する．**伴侶動物はひとではないので家族ではない（家族内部環境である）**．伴侶動物は，家族の伴侶としてのペット（コンパニオンアニマル：companion animal）のことであり，一方向な愛情の対象としてではなく，心を通じ合う対象として考えようとする立場をとる．

FEM-J（家族環境地図）のアセスメントガイド（バージョン 3.0 対応版）

□「この説明から考ますと，今の○○様のご家族は，何人家族でしょうか？」	FEM の 2 ページ目の上部にある家族員の人数欄に家族員数を記入する．
□「そのひとたち○○名につきまして，具体的にお教えいただけますでしょうか？　□が男性，○が女性になります．また，こどもは左から右へ，男女にかかわりなく生まれた順番に書きます．」	必要に応じて，ゲートパーソン／キーパーソンを記入する． 　家族インターフェイス膜の所在を赤色の実線で囲む．各家族員が認識する家族インターフェイス膜の所在が異なり，それを明示する必要がある場合は，誰の認識による家族インターフェイス膜であるかを追記する（例えば，家族員と家族インターフェイス膜の間を点線で結んで明示する）．
□［婚姻関係がある場合］「ご夫婦は，いつご結婚されましたでしょうか？／ご夫婦は，ご結婚されて何年経ちますでしょうか？」 □［婚姻関係がない場合］「お二人は，どのような関係ですか？／お二人は，いつから一緒に住んでいますか？」	愛人関係／同棲／内縁（事実婚）／婚姻，別居，離婚，再婚，それらの継続期間を尋ねる．
□「お手数ですが，それぞれのひとのお名前を□と○の横にお書いただけますでしょうか？」	黒色ボールペン（4 色ボールペンの黒色インク）をターゲットファミリーに渡して，名前（氏［必要時］と名）を記入してもらう．
□「**これらのひとの他に，ご家族に含まれるひとはいますでしょうか？**」	必要に応じて，住み込みの家事労働者などについても確認する．
□「それでは，次に，ご主人様のご両親はご健在でしょうか？／奥様のご両親はいかがでしょうか？」	家族員以外に，原則として中心人物を含めて少なくとも 3 世代までさかのぼって記入する．まずは，親（父母）ときょうだいについて尋ねる． 　夫婦／カップルを対象とした家族インタビュー／ミーティングなどで，"ご主人様"や"奥様"の呼称を用いると，家族によっては不快感や抵抗感をもたれることがある．"ご主人様"には一家の主（あるじ）という意味，"奥様"は奥のほうに住むひとという意味があり，性差別語であると感じるひとが多数いるのが事実である．ただし，辞書には"奥様"は他人の妻の尊敬語とあり，"奥様""奥さん"を用いるのは本来は問題ない．その場の空気を読んで呼称を使い分ける必要があるが，"ご主人様""奥様"に代わる呼称は難しい．こどもがいる家族では，"ご主人様"の代わりに"お父様"，"奥様"の代わりに"お母様"を用いることがある．

□「ご主人様には，ごきょうだいはいらっしゃいますでしょうか？／奥様はいかがでしょうか？」	必要に応じて，これらの他に，祖父母，こども，孫，親類などについて記入する．
□「次に，それぞれのひとの今日現在の年齢をお伺いしたいのですが，よろしいでしょうか？お手数ですが，この□と○の中に満年齢を数字のみでお書きいただけますでしょうか？」	必要に応じて，西暦，元号，年齢が一覧になった年齢早見表（付録3）（このページに付箋をつけておくとよい）を使用し，FEMに登場しているひと全員の年齢を記入してもらう．年齢早見表の年齢欄には，誕生日以降の満年齢が記入されているので，誕生日以前のときは1歳引いた年齢となる．
□「**今，ご一緒に暮らしているのは，どのひとたちでしょうか？** その範囲を示してもらえますでしょうか？」	同居者の範囲を赤色の点線で記入する．同居者と家族インターフェイス膜の範囲が異なる場合は，その理由を尋ねる．
□「家族のひと，一人ひとりについてお伺いいたします．今，○○様は，どちらにお住まいですか？」	**同居していないひと（こどもなど）の居住地を尋ねる．**居住地は，原則として都道府県ではなく市町村のレベルで尋ねる．
□「これらのひとの中に，医療関係者はおられますか？」	医療職者である家族員がいる場合，医療職者としての立場や経験をもとに回答することがあり，その家族員がその他の家族員や家族全体におよぼす影響を把握する．
□「これらのひとの中に，**現在，定期的に病院やクリニックにかかっているひと，具合の悪いひと（持病をもっているひと），障がいをもっているひとはおられますか？** 入院しているひとはいますか？」 □「過去に，定期的に病院やクリニックにかかっていたひとはおられますか？｜通院時や入院時に，ご家族の中でどなたが中心となってかかわっていましたか？」 □「介護などはされていますか？｜また，ご家族の中でどなたが中心となって介護をされているのでしょうか？」	生活に不自由している病気／障がいを尋ねる．病気／障がい名（付録2）には，波線の下線を引く． **持病としては，例えば，腰痛，痛風，高血圧症，脂質異常症，頭痛（片頭痛），胃腸病，心臓病，腎臓病，糖尿病，リウマチ，気管支喘息などがあげられる．**しかし，これらは持病としてあげられないことが多いので，「薬を服用しているひとはいますか？／通院しているひとはいますか？／治療を受けているひとはいますか？」などと尋ねて，聞き出せるようにする．

☐「ここにあげたご家族以外で，家族とつながりのあるひと／家族ぐるみの友人／家族ぐるみで親しく（近しく）おつきあいをしているひと／家族同然のおつきあいをしているひと／家族員とおつきあいの長いひとはいますか？｜それらのひととは，どのようなおつきあいがありますか？」	家族外部環境に関する質問を行う．
☐「ここにあげたご家族以外で，家族の助けや心の支えになっているひと／家族の困りごとを相談する相手になってくれるひと／家族員の心のよりどころになっているひと／心を許せる同僚はいますか？｜それらのひととは，どのようなかかわりがありますか？」	
☐「家族／家族員のかかりつけの病院やクリニックはありますか？｜どれくらいの頻度で，それらの病院やクリニックを利用していますか？」	
☐「家族一緒でよく利用している施設／家族員の役に立っている施設はありますか？｜どれくらいの頻度で，それらの施設を利用していますか？」	
☐「家族一緒でよく外出する場所／趣味に出かける場所はありますか？｜何のためにそこへ出かけますか？｜どれくらいの頻度で，その目的のために外出していますか？」	
☐「家族に影響をおよぼしているもの／ことはありますか？家族に影響をおよぼしているひとはいますか？｜どれくらいの頻度で，それらのひと／もの／ことと接していますか？」	
☐「次に，家族員個人同士の関係についてお伺いします．ここにあるように"大変うまくいっている／適切な距離にある"の5から"まったくうまくいっていない／不適切な距離にある"の1まであるのですが，この評価ですとご夫婦／親子の関係はどうでしょうか？」	青色ボールペン（4色ボールペンの青色インク）をターゲットファミリーに渡して，個人間の相互関係を記入してもらう．まずは，配偶者／パートナーがいる場合は夫婦関係，配偶者／パートナーがいない場合は親子関係について尋ねる．
☐**「ご夫婦／親子の関係が○○ということですが，なぜそのように評価されたのかをお聞かせいただけますでしょうか？」**	夫婦関係／親子関係の評価について，その判断基準となる価値観や理由をターゲットファミリーに尋ねて，明らかにする．

□「次に，この夫婦関係／親子関係を基準にして，ご主人様とそれぞれのこども／奥様とそれぞれのこども／こどもとこども／ご主人様とご主人様の両親／奥様と奥様の両親との関係はどうでしょうか？」	同様に，夫婦関係／親子関係を基準にして，夫／妻とそれぞれのこども，夫／妻と夫婦の両親などの関係について尋ねる． 　相互関係／交互関係が“レベル2．あまりうまくいっていない／やや不適切な距離にある”もしくは“レベル1．まったくうまくいっていない／不適切な距離にある”の場合，とくに気になる関係がある場合は，実際の状況とそのように評価した理由を尋ね，その関係が構築された要因を探る．
□「これらのひとびとの間で，折り合いの悪いひと／性格の合わないひと／仲の悪いひととはいますか？」 □「これらのひとびとの間で，ストレスのあるひと／争いのあるひと／かかわりたくないひととはいますか？」	ここでは，家族問題現象や家族症候を焦点化するために，低い関係レベルに限って尋ねる例をあげている．回答が得られにくい場合（該当者が同席している場合など）は，個別面接において尋ねるとよい．
□「次に，この夫婦関係／親子関係を基準にして，ご家族以外の○○との関係はどうでしょうか？」	緑色ボールペン（4色ボールペンの緑色インク）をターゲットファミリーに渡して，家族／家族員と家族外部環境（ひと／もの／こと）との関係を記入してもらう．場合によっては，低い関係レベルのものに限って尋ねる． 　相互関係／交互関係が“レベル2．あまりうまくいっていない／やや不適切な距離にある”もしくは“レベル1．まったくうまくいっていない／不適切な距離にある”の場合，とくに気になる関係がある場合は，実際の状況とそのように評価した理由を尋ね，その関係が構築された要因を探る．
□「ご主人様のご職業は何でしょうか？具体的に，どのようなお仕事かお教えいただけますでしょうか？」 □「奥様のご職業は何でしょうか？具体的に，どのようなお仕事かお教えいただけますでしょうか？」	職業・業種・職種のうち，仕事内容がわかりやすいものを記入すればよい．
□「お子様の就学状況をお教えいただけますでしょうか？具体的にどのようなところかお教えいただけますでしょうか？／お子様は保育所や幼稚園に通われていますか？／お子様は何年生でしょうか？」	こどもの就学状況をこどもの年齢，学校などに応じて尋ねる．

☐「最後に，再度お伺いいたしますが，○○**様のご家族は誰ですかと尋ねられると，どの範囲までになりますでしょうか？** その範囲を示してもらえますでしょうか？」	最後に，家族インターフェイス膜の所在を再確認する．
☐「ここまでで，何かご質問やご不明な点はございませんでしょうか？」	参加している家族員全員の顔を見渡して，表情などを確認する．
☐「ご協力ありがとうございました．この書類は，これからの家族インタビュー／ミーティングの途中で必要に応じて見返したり，情報を追加しますので，ここに置いておきます．」	完成したFEMは，家族インタビュー／ミーティングで参考にすることがある（途中で情報を追加することもある）ので，見やすい場所に置いておく．

変化形・派生形・追加形

表12　台詞（家族インタビュー／ミーティング質問）の使用ルール

記号	意味
☐	当該のインタビュー／ミーティング質問を使用したらチェック（✓）を入れるためのチェック欄
｜	パイプライン（縦線）の前後で区切ってインタビュー／ミーティング質問を行うための指示記号
／	スラッシュ（斜線）の前後で区切られた内容を分けてインタビュー／ミーティング質問を行うための指示記号

付録1　FEM-J（家族環境地図）

付録1　FEM-J（家族環境地図）

家族コード：＿＿＿＿＿＿＿＿＿＿

記入年月日：　　　年　　　月　　　日

FEM-J（家族環境地図）

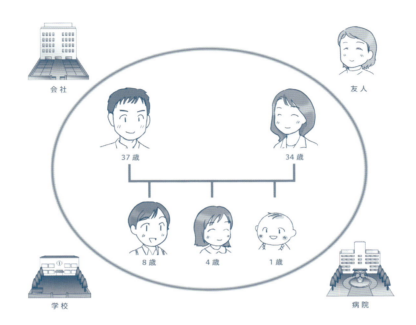

The Japanese Version of the Family Environment Map (FEM-J)
© Naohiro Hohashi

作成にあたってのお願い

　この家族環境地図は，あなた（あなたがた）の家族の構成，家族の方の間の相互関係，家族と家族以外の方との関係，家族が利用している施設や制度，家族の範囲などを図式化するためのツールです．私どもと一緒に，家族環境地図を作成します．これから私どもがあなた（あなたがた）に質問をしますので，できる限りご家族の方で相談しながら，ご家族全体としての意見を答えてください．

　"家族"とは，あなた（あなたがた）が家族であると考えるひとびと（あなた自身を含む）のことで，例えば，親，婚姻関係が成立している配偶者・パートナー（同棲・内縁・事実婚関係者も含む），こどもなどで構成されます（同居の有無は問いません）．ただし，亡くなったひと，お腹の中の赤ちゃん，ペットは含みません．

FEM-J（家族環境地図）のアセスメントガイド（バージョン 3.0 対応版）

家族員の人数： ＿＿＿＿＿＿＿ 名

付録 1　FEM-J（家族環境地図）

補足説明・追加情報：

凡　例

記　号	意　味	記　号	意　味
□	男　性	（赤色の点線）	同居者の範囲（赤色の点線で記入）
○	女　性	（赤色の実線）	家族インターフェイス膜の所在（赤色の実線で記入）

関係線の図示法

家族内部環境との関係／家族外部環境との関係	図示法（家族内部環境との関係は青色，家族外部環境との関係は緑色で記入）
レベル 5．　大変うまくいっている／適切な距離にある	──5──　　──4.5── ──5──　　──4.5──
レベル 4．　ややうまくいっている／ほぼ適切な距離にある	──4──　　──3.5── ──4──　　──3.5──
レベル 3．　どちらでもない／どちらでもない距離にある	──3──　　──2.5── ──3──　　──2.5──
レベル 2．　あまりうまくいっていない／やや不適切な距離にある	----2----　---1.5--- ----2----　---1.5---
レベル 1．　まったくうまくいっていない／不適切な距離にある	〜〜1〜〜 〜〜1〜〜
注意：関係の向き（一方的な関係）は，上記の関係線の終点にアローヘッド（矢尻）を付けることによって示すことができる	（例）──5→　　──5→ ----2--→　----2--→ 〜〜1→　　〜〜1→

45

FEM-J（家族環境地図）のアセスメントガイド（バージョン 3.0 対応版）

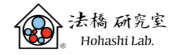

開発者　　　：法橋尚宏
ウェブサイト：https://nursingresearch.jp/
開発論文　　：Hohashi, N., & Honda, J. (2011). Development of the Concentric Sphere Family Environment Model and companion tools for culturally congruent family assessment. *Journal of Transcultural Nursing, 22* (4), 350-361. doi:10.1177/1043659611414200
マニュアル　：法橋尚宏. (2019). *FEM-J（家族環境地図）のアセスメントガイド（バージョン3.0対応版)*. 東京：Editex. ISBN：978-4-903320-34-2
開発歴　　　：Jul. 6, 2005　　1.0J 発行
　　　　　　　Dec. 17, 2008　1.1J 発行
　　　　　　　Aug. 24, 2010　1.2J 発行
　　　　　　　Mar. 5, 2011　　2.0J 発行
　　　　　　　Feb. 18, 2012　 2.1J 発行
　　　　　　　Jan. 10, 2013　 2.2J 発行
　　　　　　　Jun. 12, 2014　 2.3J 発行
　　　　　　　Apr. 14, 2017　 2.4J 発行
　　　　　　　Apr. 30, 2019　 3.0J 発行

販売元：有限会社 EDITEX（http://editex.jp/）

付録2　主な病気／障がい名などの略語，略称

分　類	病気／障がい名など（英語）[a]	略語，略称 [b]
感染症および寄生虫症	感冒（common cold）	CC
	クロイツフェルトヤコブ病（Creutzfeldt-Jakob disease）	CJD
	結核（tuberculosis）	TB，テーベー
	後天性免疫不全症候群（acquired immunodeficiency syndrome）	AIDS
	性感染症（sexually transmitted disease）	STD
	帯状疱疹（herpes zoster）	HZ
	梅毒（lues）	L
	B 型肝炎（Hepatitis B）	HB
	ヒト免疫不全ウイルス（human immunodeficiency virus）	HIV
	日和見感染（opportunistic infection）	OI
新生物	**胃がん（独[c]：Magenkrebs）（stomach cancer, gastritis cancer）**	**MK，SC，GC**
	がん（独：Krebs）（cancer）	**K，Ca**
	肝細胞がん（hepatocellular carcinoma）	HCC
	急性リンパ性白血病（acute lymphocytic leukemia）	ALL
	甲状腺がん（thyroid cancer）	TC
	子宮筋腫（uterine fibroids）	**UF**
	成人 T 細胞白血病（adult T-cell leukemia）	ATL
	前立腺がん（prostatic carcinoma）	PC
	転移（metastasis）	メタ，M
	乳がん（独：Mammakrebs）（breast cancer）	**MMK，BC**
	卵巣腫瘍（ovarian tumor）	OVT
	肺がん（独：Lungenkrebs）（lung cancer）	**LK，LC**
血液および造血器の疾患ならびに免疫機構の障害	再生不良性貧血（aplastic anemia）	AA，アプラ
	鉄欠乏性貧血（iron deficiency anemia）	IDA
	播種性血管内凝固症候群（disseminated intravascular coagulation）	DIC
	貧血（独：Anamie）（anemia）	アネミー，アネミア
内分泌，栄養および代謝疾患	原発性アルドステロン症（primary aldosteronism）	PA
	脂質異常症（dyslipidemia）	**DL**
	糖尿病（diabetes mellitus）	**DM**
	フェニルケトン尿症（phenylketonuria）	PKU
	副甲状腺機能亢進症（hyperparathyroidism）	HPT
精神および行動の障害	アルコール依存症（alcoholism）	A
	アルツハイマー病の認知症（dementia in Alzheimer disease）	**DAD**
	うつ病（を発症する）（depression）	**D，デプる**
	過換気症候群（hyperventilation syndrome）	HVS
	境界性パーソナリティ障害（borderline personality disorder）	BPD
	強迫性障害（obsessive-compulsive disorder）	OCD
	心的外傷後ストレス障害（posttraumatic stress disorder）	PTSD
	知的障害（intellectual disability）	ID
	注意欠陥・多動性障害（attention deficit hyperactivity disorder）	ADHD
	認知症（dementia）	**デメンツ**
	パニック障害（panic disorder）	PD
神経系の疾患	**アルツハイマー病（Alzheimer's disease）**	**AD**
	一過性脳虚血発作（transient ischemic attack）	TIA

FEM-J（家族環境地図）のアセスメントガイド（バージョン 3.0 対応版）

	筋萎縮性側索硬化症（amyotrophic lateral sclerosis）	ALS
	重症筋無力症（myasthenia gravis）	MG
	心因性勃起障害（psychogenic erectile dysfunction）	PED
	進行性筋ジストロフィー（progressive muscular dystrophy）	PMD
	進行性自律神経障害（progressive autonomic failure）	PAF
	睡眠障害（sleep disorder）	SD
	睡眠時無呼吸症候群（sleep apnea syndrome）	SAS
	てんかん（epilepsy）	エピ，Ep，Epi
	脳死（brain death）	BD
	脳性麻痺（cerebral palsy）	**CP**
	パーキンソン病（Parkinson's disease）	**PD**
	不眠症（insomnia）	インソムニア
眼および付属器の疾患	外斜視（exotropia）	XT
	白内障（cataract）	Cat
	流行性角結膜炎（epidemic keratoconjunctivitis）	EKC，ケラコン
	緑内障（glaucoma）	gla，GL
耳および乳様突起の疾患	急性中耳炎（acute otitis media）	AOM
	難聴（hearing loss）	HL
	メニエール病（Meniere's disease）	MD
循環器系の疾患	うっ血性心不全（congestive heart failure）	CHF
	狭心症（angina pectoris）	AP
	くも膜下出血（subarachnoid hemorrhage）	SAH（ザー）
	高血圧（hypertension）	**HT**
	痔核（hemorrhoids）	ヘモ
	心筋梗塞（myocardial infarction）	MI
	心不全（cardiac failure，heart failure）	**CF，HF**
	深部静脈血栓症（deep vein thrombosis）	DVT
	動脈硬化症（atherosclerosis）	AS
	脳梗塞（cerebral infarction）	**CI**
	脳卒中（を発症する）（apoplexia cerebri）	**APO（アポ），アポる**
	頻脈（を呈する）（tachycardia）	タキる
	不整脈（cardiac arrhythmia）	CA
呼吸器系の疾患	インフルエンザ（influenza）	flu
	間質性肺炎（interstitial pneumonia）	IP
	気管支喘息（bronchial asthma）	**BA，アズマ**
	急性呼吸不全（acute respiratory failure）	ARF
	肺気腫（pulmonary emphysema）	PE
	慢性閉塞性肺疾患（chronic obstructive pulmonary disease）	COPD
消化器系の疾患	胃潰瘍（gastric ulcer）	GU
	肝硬変（liver cirrhosis）	LC
	歯肉炎（gingiva inflammation）	G
	胆石（gallstone）	GS
	虫垂炎（appendicitis）	アッペ，APP
	腸閉塞（ileus）	イレウス
	慢性膵炎（chronic pancreatitis）	CP
	虫歯（う蝕症）（caries）	C

付録 2　主な病気／障がい名などの略語，略称

皮膚および皮下組織の疾患	**アトピー性皮膚炎（atopic dermatitis）**	**AD**
	褥瘡（独：Dekubitus）	デクビ
筋骨格系および結合組織の疾患	**関節リウマチ（rheumatoid arthritis）**	**RA**
	骨折（fracture）	Fx，Fr
	骨粗鬆症（osteoporosis）	オステオ
	四肢麻痺（tetraplegia, quadriplegic）	Tetra，quad
	全身性エリトマトーデス（systemic lupus erythematosus）	SLE
	椎間板ヘルニア（herniated intervertebral disc）	HID
	痛風（gout）	**ガウト，gout**
	変形性関節症（osteoarthritis）	OA
	腰痛症（low back pain）	LBP
腎尿路生殖器系の疾患	過活動膀胱（overactive bladder）	OAB
	急性腎障害（acute kidney injury）	AKI
	急性腎不全（acute renal failure）	ARF
	更年期障害（postmenopausal syndrome）	**PMS**
	腎盂腎炎（pyelonephritis）	PN
	前立腺肥大（benign prostatic hypertrophy）	**BPH**
	尿路感染症（urinary tract infection）	UTI
	尿路結石（urolithiasis）	UTS
	ネフローゼ症候群（nephrotic syndrome）	NS
	慢性腎臓病（chronic kidney disease）	CKD
妊娠，分娩および産じょく（褥）	子宮外妊娠（ectopic pregnancy, extrauterine pregnancy）	EP，EUP
	帝王切開（独：Kaiserschnitt）（Caesarean section）	c/s，カイザー
	流産（abortion）	**AB**
周産期に発生した病態	先天性風疹症候群（congenital rubella syndrome）	CRS
	低出生体重児（low birth weight infant）	LBWI
先天奇形，変形および染色体異常	心室中隔欠損（ventricular septal defect）	VSD
	ダウン症候群（Down syndrome）	DS
	ファロー四徴症（tetralogy of Fallot）	TOF
症状，徴候および異常臨床所見・異常検査所見で他に分類されないもの	息切れ（shortness of breath）	SOB
	悪心（nausea）	ナウゼア
	死亡（する）（独：Sterben）（death）	D，ステルベン，ステラ
	頭痛（headache）	**H**
	乳幼児突然死症候群（sudden infant death syndrome）	SIDS
その他（医療分野）	インフォームド・アセント（informed assent）	IA
	インフォームド・コンセント（informed consent）	IC
	医療ソーシャルワーカー（medical social worker）	MSW
	化学療法（chemotherapy）	**chemo，ケモ**
	関節可動域（range of motion）	ROM
	クリニック（clinic）	CL
	血圧（blood pressure）	**BP**
	血液透析（hemodialysis, hemofiltration）	HD，HF
	血糖（blood sugar）	BS
	現病歴（present illness）	PI
	高齢者虐待（elder abuse）	EA
	呼吸（respiration）	R
	骨髄移植（bone marrow transplantation）	BMT
	コンピュータ断層撮影（computed tomography）	CT

	在宅酸素療法（home oxygen therapy）	**HOT**
	在宅静脈栄養（home parenteral nutrition）	HPN
	在宅人工呼吸療法（home mechanical ventilation）	**HMV**
	磁気共鳴撮影（magnetic resonance imaging）	MRI
	自殺未遂（suicide attempt）	SA
	集中治療室（intensive care unit）	ICU
	手術（operation）	**OPE，オペ**
	手術後（postoperative）	**p/o，PO**
	視力（visual acuity）	VA
	新生児集中治療室（neonatal intensive care unit）	NICU
	診断（diagnosis）	Dx
	心電図（electrocardiogram）	ECG
	人工肛門（stoma）	**ストーマ**
	人工呼吸器（respirator, mechanical ventilator）	レスピ，ベンチ
	身長（height）	H
	生活習慣病（lifestyle disease）	**LD**
	退院（独：Entlassen）（discharge）	Ent，エント，DC
	体温（body temperature）	BT
	大学病院（University Hospital）	Univ. Hsp.
	体重（weight）	W
	腸雑音（bowel sound）	B/S
	治療（treatment）	Tx
	転院（hospital transfer）	**トランス**
	徒手筋力テスト（manual muscle testing）	MMT
	日常生活動作（activities of daily life）	**ADL**
	入院（admission）	**Adm，AD**
	ノンストレステスト（non-stress-test）	NST
	配偶者間人工授精（artificial insemination with husband）	AIH
	バイタルサイン（vital sign）	VS
	非配偶者間人工授精（artificial insemination with donor）	AID
	体格指数（body mass index）	BMI
	病院（hospital）	Hsp.
	病棟（ward）	ワード
	病歴（history）	Hx
	腹膜透析（peritoneal dialysis）	PD
	ホルモン補充療法（hormone replacement therapy）	HRT
	腰椎穿刺（lumbar puncture）	ルンバール，LP
	療法説明（独：Mundtherapie）	ムンテラ，MT
その他（福祉分野）	踵・下肢装具（ankle-foot orthosis）	AFO
	車いす（wheel chair）	**W/C，WC**
	デイサービス（day service）	**d.s.**
	訪問看護（visiting nursing）	**VN**
	要介護度（nursing care level）	**NCL**
	リハビリテーション（rehabilitation）	**RH，リハ**
その他 [d]	医師（medical doctor, physician）	**MD，Dr，Phys.**
	飲酒者（drinker）	**D**

付録 2　主な病気／障がい名などの略語，略称

往診 （home visit）	HV
介護者 （caregiver）	**CG**
家族性 （familial）	familial
家族歴 （family history）	FH
家族員 （family member）	**Fm**
看護師 （registered nurse）	**RN，Ns，Nrs**
患者 （patient）	**Pt**
完全床上安静 （complete bed rest）	CBR
キーパーソン （key person）	**KP**
喫煙者 （smoker）	**S**
経過観察 （follow-up）	**F/U**
言語聴覚士 （speech therapist）	ST
恋人 （sweetheart）	**swhrt**
恋人 （彼女） （girlfriend）	**gf**
恋人 （彼氏） （boyfriend）	**bf**
作業療法士 （occupational therapist）	OT
職業についていない （unemployed）	**UE**
出産歴 （birth history）	BH
助産師 （midwife）	**MW，Mw**
身体障害 （physically handicapped）	PH
スピリチュアリティ （spirituality）	spi
専業主婦 （homemaker）	HM
専門看護師 （certified nurse specialist）	CNS
生活の質 （quality of life）	QOL
蘇生処置拒否 （do not attempt resuscitation）	DNAR
食事 （食べる） （独：Essen）	エッセン
知能指数 （intelligence quotient）	IQ
尿 （独：Harn） （urine）	Hr，ハルン
認定看護師 （certified nurse）	CN
排便 （bowel movement）	BM
発達指数 （developmental quotient）	DQ
反社会的人格 （antisocial personality）	ASP
非飲酒者 （non-drinker）	N/D
非喫煙者 （non-smoker）	N/S
ビタミン （vitamin）	Vit
ヘモグロビン （hemoglobin）	Hb，ハーベー
便 （独：Kot）	コート，kot
保健師 （public health nurse）	**PHN**
訪問看護ステーション （visiting nursing station）	VNS
理学療法士 （physical therapist）	PT

a) 病気／障がい名などの医学用語を一覧にしてあるので，FEM に限らず，その他の家族アセスメントツール FEO/I-FN，FEO/I-RJ などにも活用する[12]．FEM では，病気／障がい名の記入を基本とし，特筆するべき症状や治療などを記入する．とくに頻出で覚えておくほうがよいものは太字にしている．検索しやすいように，各分類内で五十音順になっている．

b) 同じ略語でも意味が異なる場合があるので，留意する．例えば，"ARF" は，急性腎不全（acute renal failure）と急性呼吸不全（acute respiratory failure）の意味がある．また，がんを "K" や "Ca" と記入するが，これはカリウムとカルシウムのことではない．

c) ドイツ語表記を掲載した．ドイツ語の場合，名詞は大文字，それ以外の品詞は小文字で始まる．

d) 病気／障がい名などの医学略語の後に，（　）内に入れて記入するなどの工夫をする．

FEM-J（家族環境地図）のアセスメントガイド（バージョン 3.0 対応版）

付録3 2019（平成31／令和元）年版年齢早見表

西暦	元号 [a]	年齢 [b]	干支	西暦	元号 [a]	年齢 [b]	干支
1918 年	大正 7 年	101 歳	午	1969 年	昭和 44 年	50 歳	酉
1919 年	大正 8 年	100 歳	未	1970 年	昭和 45 年	49 歳	戌
1920 年	大正 9 年	99 歳	申	1971 年	昭和 46 年	48 歳	亥
1921 年	大正 10 年	98 歳	酉	1972 年	昭和 47 年	47 歳	子
1922 年	大正 11 年	97 歳	戌	1973 年	昭和 48 年	46 歳	丑
1923 年	大正 12 年	96 歳	亥	1974 年	昭和 49 年	45 歳	寅
1924 年	大正 13 年	95 歳	子	1975 年	昭和 50 年	44 歳	卯
1925 年	大正 14 年	94 歳	丑	1976 年	昭和 51 年	43 歳	辰
1926 年	大正 15 年／昭和元年	93 歳	寅	1977 年	昭和 52 年	42 歳	巳
1927 年	昭和 2 年	92 歳	卯	1978 年	昭和 53 年	41 歳	午
1928 年	昭和 3 年	91 歳	辰	1979 年	昭和 54 年	40 歳	未
1929 年	昭和 4 年	90 歳	巳	1980 年	昭和 55 年	39 歳	申
1930 年	昭和 5 年	89 歳	午	1981 年	昭和 56 年	38 歳	酉
1931 年	昭和 6 年	88 歳	未	1982 年	昭和 57 年	37 歳	戌
1932 年	昭和 7 年	87 歳	申	1983 年	昭和 58 年	36 歳	亥
1933 年	昭和 8 年	86 歳	酉	1984 年	昭和 59 年	35 歳	子
1934 年	昭和 9 年	85 歳	戌	1985 年	昭和 60 年	34 歳	丑
1935 年	昭和 10 年	84 歳	亥	1986 年	昭和 61 年	33 歳	寅
1936 年	昭和 11 年	83 歳	子	1987 年	昭和 62 年	32 歳	卯
1937 年	昭和 12 年	82 歳	丑	1988 年	昭和 63 年	31 歳	辰
1938 年	昭和 13 年	81 歳	寅	1989 年	昭和 64 年／平成元年	30 歳	巳
1939 年	昭和 14 年	80 歳	卯	1990 年	平成 2 年	29 歳	午
1940 年	昭和 15 年	79 歳	辰	1991 年	平成 3 年	28 歳	未
1941 年	昭和 16 年	78 歳	巳	1992 年	平成 4 年	27 歳	申
1942 年	昭和 17 年	77 歳	午	1993 年	平成 5 年	26 歳	酉
1943 年	昭和 18 年	76 歳	未	1994 年	平成 6 年	25 歳	戌
1944 年	昭和 19 年	75 歳	申	1995 年	平成 7 年	24 歳	亥
1945 年	昭和 20 年	74 歳	酉	1996 年	平成 8 年	23 歳	子
1946 年	昭和 21 年	73 歳	戌	1997 年	平成 9 年	22 歳	丑
1947 年	昭和 22 年	72 歳	亥	1998 年	平成 10 年	21 歳	寅
1948 年	昭和 23 年	71 歳	子	1999 年	平成 11 年	20 歳	卯
1949 年	昭和 24 年	70 歳	丑	2000 年	平成 12 年	19 歳	辰
1950 年	昭和 25 年	69 歳	寅	2001 年	平成 13 年	18 歳	巳
1951 年	昭和 26 年	68 歳	卯	2002 年	平成 14 年	17 歳	午
1952 年	昭和 27 年	67 歳	辰	2003 年	平成 15 年	16 歳	未
1953 年	昭和 28 年	66 歳	巳	2004 年	平成 16 年	15 歳	申
1954 年	昭和 29 年	65 歳	午	2005 年	平成 17 年	14 歳	酉
1955 年	昭和 30 年	64 歳	未	2006 年	平成 18 年	13 歳	戌
1956 年	昭和 31 年	63 歳	申	2007 年	平成 19 年	12 歳	亥
1957 年	昭和 32 年	62 歳	酉	2008 年	平成 20 年	11 歳	子
1958 年	昭和 33 年	61 歳	戌	2009 年	平成 21 年	10 歳	丑
1959 年	昭和 34 年	60 歳	亥	2010 年	平成 22 年	9 歳	寅
1960 年	昭和 35 年	59 歳	子	2011 年	平成 23 年	8 歳	卯
1961 年	昭和 36 年	58 歳	丑	2012 年	平成 24 年	7 歳	辰
1962 年	昭和 37 年	57 歳	寅	2013 年	平成 25 年	6 歳	巳
1963 年	昭和 38 年	56 歳	卯	2014 年	平成 26 年	5 歳	午
1964 年	昭和 39 年	55 歳	辰	2015 年	平成 27 年	4 歳	未
1965 年	昭和 40 年	54 歳	巳	2016 年	平成 28 年	3 歳	申
1966 年	昭和 41 年	53 歳	午	2017 年	平成 29 年	2 歳	酉
1967 年	昭和 42 年	52 歳	未	2018 年	平成 30 年	1 歳	戌
1968 年	昭和 43 年	51 歳	申	2019 年	平成 31 年／令和元年	0 歳	亥

[a] 大正は 1912 年 7 月 30 日から 1926（大正 15）年 12 月 25 日まで，昭和は 1926 年 12 月 25 日から 1989（昭和 64）年 1 月 7 日まで，平成は 1989 年 1 月 8 日から 2019（平成 31）年 4 月 30 日まで，令和は 2019 年 5 月 1 日から現在に至る.

[b] 誕生日前は，上記から 1 歳引いた年齢となる.

付録4　主な治療薬と薬効分類名（五十音順）

付録4 主な治療薬と薬効分類名（五十音順）

治療薬の商品名・一般名（英語）	薬効分類名
アズノール（azunol）	消化性潰瘍用剤，含嗽剤
アテノロール（atenolol）	不整脈用剤
アマリール（amaryl）	糖尿病用剤
アリセプト（aricept）	その他の中枢神経系用薬（アルツハイマー型認知症治療薬）
アレグラ（allegra）	その他のアレルギー用薬
アンヒバ（anhiba）	解熱鎮痛消炎剤
インドメタシン（indometacin）	解熱鎮痛消炎剤
塩酸エフェドリン（ephedrine hidrochloride）	鎮咳剤（気管支喘息治療薬）
カロナール（calonal）	解熱鎮痛消炎剤
クレストール（crestor）	脂質異常症用剤
ザイロリック（zyloric）	痛風治療剤
スピリーバ（spiriva）	気管支拡張剤
ジアゼパム（diazepam）	催眠鎮静剤，抗不安剤（抗痙攣薬）
シグマート（sigmart）	血管拡張剤（狭心症治療薬）
ジャヌビア（januvia）	糖尿病用剤
ディオバン（diovan）	血圧降下剤
デカドロン（decadron）	副腎ホルモン剤
デパス（depas）	精神神経用剤（抗不安薬，催眠薬）
ニトログリセリン（nitroglycerin）	血圧降下剤，血管拡張剤（狭心症治療薬）
ノルバスク（norvasc）	血管拡張剤（狭心症治療薬）
バイアグラ（viagra）	その他の循環器官用薬，その他の泌尿生殖器官及び肛門用薬（勃起不全改善薬）
バファリン（bufferin）	解熱鎮痛消炎剤，その他の血液・体液用薬
ビオフェルミン（biofermin）	止瀉剤，整腸剤
フスコデ（huscode）	鎮咳剤
プレドニゾロン（prednisolone）	副腎ホルモン剤
フロモックス（flomox）	抗生物質製剤
ベネット（benet）	その他の代謝性医薬品（骨粗鬆症治療薬）
マイスリー（myslee）	催眠鎮静剤，抗不安剤
マグミット（magmitt）	制酸剤（緩下剤）
ムコスタ（mucosta）	消化性潰瘍用剤
ムコダイン（mucodyne）	去痰剤
メジコン（medicon）	鎮咳剤
メチコバール（methycobal）	ビタミン剤
メトトレキサート（methotrexate）	腫瘍用薬
ユリーフ（urief）	その他の泌尿生殖器官及び肛門用薬（排尿障害治療薬）
リーゼ（rize）	精神神経用剤
レンドルミン（lendormin）	催眠鎮静剤，抗不安剤
ロキソニン（loxonin）	解熱鎮痛消炎剤
ワーファリン（warfarin）	血液凝固阻止剤

文　献

1) Hohashi, N., & Honda, J. (2011). Development of the Concentric Sphere Family Environment Model and companion tools for culturally congruent family assessment. *Journal of Transcultural Nursing*, *22*(4), 350-361. doi:10.1177/1043659611414200

2) 法橋尚宏, 本田順子. (2010). 家族同心球環境モデル. 法橋尚宏編集, *新しい家族看護学：理論・実践・研究*(pp. 83-90). 東京：メヂカルフレンド社.

3) 法橋尚宏, 樋上絵美. (2010). 症候別家族看護. 法橋尚宏編集, *新しい家族看護学：理論・実践・研究*（pp. 45-51). 東京：メヂカルフレンド社.

4) 樋上絵美, 法橋尚宏. (2010). 事例文献検討から抽出した家族症候のレパートリー. *日本家族看護学会第 17 回学術集会講演集*, 116.

5) 法橋尚宏, 本田順子, 樋上絵美. (2010). 家族支援場面における症候別家族看護のあり方. *第 30 回日本看護科学学会学術集会講演集*, 200.

6) 法橋尚宏, 樋上絵美, 本田順子. (2011). 家族症候学の基礎と展開. *日本家族看護学会第 18 回学術集会講演集*, 69-70.

7) 法橋尚宏編, 法橋尚宏, 本田順子, 平谷優子, Suzanne L. Feetham. (2008). *家族機能のアセスメント法： FFFS 日本語版 I の手引き*. 東京：EDITEX.

8) McGoldrick, M., Gerson, R., & Shellenberger, S. (1999). *Genograms: Assessment and intervention* (2nd ed.). New York: W. W. Norton.

9) Hartman, A. (1978). Diagrammatic assessment of family relationships. *Social Casework*, *59*(8), 465-476.

10) 法橋尚宏, 小林京子. (2010). 家族システムユニットのとらえ方. 法橋尚宏編集, *新しい家族看護学：理論・実践・研究*（pp. 16-25). 東京：メヂカルフレンド社.

11) 法橋尚宏. (2005). 「家族同心球環境モデル」の視座から「異文化家族看護学」構築に向けて：家族機能の量的・質的な通文化研究からみえる日本家族への家族看護. *家族看護学研究*, *11*（2), 24.

12) 法橋尚宏. (2012). 家族看護学パラダイムのルネサンス. *家族看護学研究*, *17*（2), 91-98.

13) 佐藤直美, 西元康世, 法橋尚宏. (2012). 家族環境アセスメント指標（FEAI）と家族内部環境地図（FIEM）を用いた家族インタビューの有効性の検討. *日本家族看護学会第 19 回学術集会講演集*, 130.

14) 法橋尚宏, 本田順子, 西元康世, 高谷知史, 小野美雪. (2012). 家族支援場面における家族症候別看護の実際. *第 32 回日本看護科学学会学術集会講演集*, 172.

15) 法橋尚宏, 本田順子. (2013). 家族同心球環境理論に基づいた家族アセスメント／家族インターベンション. *日本家族看護学会第 20 回学術集会講演集*, 24-25.

16) 高谷知史, 小野美雪, 本田順子, 法橋尚宏. (2013). 家族同心球環境理論（CSFET）に基づいた家族アセスメントツールを用いた家族アセスメントの実際. *日本家族看護学会第 20 回学術集会講演集*, 112-113.

17) 法橋尚宏, 本田順子, 高谷知史, 小野美雪, 西元康世. (2013). 家族同心球環境理論に基づいた家族アセスメントツールの使い方と活かし方. *第 33 回日本看護科学学会学術集会講演集*, 213.

18) 法橋尚宏. (2011). 家族看護学パラダイムのルネサンス. *日本家族看護学会第 18 回学術集会講演集*, 36-39.

19) Hohashi, N. (2011). A renaissance in the family health care nursing paradigm. *10th International Family Nursing Conference BOOK OF ABSTRACTS*, 75.

20) 法橋尚宏, 本田順子. (2013). 法橋の"家族同心球環境理論"と"家族ケア／ケアリング理論"の世界. *保健の科学*, *55*（12), 808-813.

21) 法橋尚宏, 樋上絵美. (2010). 現代家族像と家族環境. 法橋尚宏編集, *新しい家族看護学：理論・実践・研究*(pp. 2-16). 東京：メヂカルフレンド社.

22) Hohashi, N., & Honda, J. (2012). Development and testing of the Survey of Family Environment

(SFE): A novel instrument to measure family functioning and needs for family support. *Journal of Nursing Measurement, 20*(3), 212-229. doi:10.1891/1061-3749.20.3.212.

23) 法橋尚宏, 本田順子. (2013). *FEAI-J（家族環境アセスメント指標）*. 東京：EDITEX.

24) Hohashi, N., & Honda, J. (2015). Concept development and implementation of Family Care/Caring Theory in Concentric Sphere Family Environment Theory. *Open Journal of Nursing, 5*(9), 749-757. doi:10.4236/ojn.2015.59078

25) Wright, L. M., & Leahey, M. (2009). *Nurses and families: A guide to family assessment and intervention* (5th ed.). Philadelphia: FA Davis.

26) Komiya, S., Honda, J., & Hohashi, N. (2014). Spiritual care for patients and families in Japan. *International Journal for Human Caring, 18*(3), 90.

27) Minuchin, S. (1974). *Genograms: Families and family therapy*. Cambridge, MA: Harvard University Press.

28) 法橋尚宏. (2010). 「新しい家族看護学」の今の時代に. *家族看護学研究, 15*（3）, 1.

29) 三木佳子, 法橋尚宏, 前川厚子. (2013). わが国の保健医療領域におけるセクシュアリティの概念分析. *日本看護科学会誌, 33*（2）, 70-79.

30) 法橋尚宏, 本田順子, 平谷優子. (2008). 妊娠先行型結婚をした養育期家族の家族機能. *保健の科学, 50*（1）, 38-41.

31) 本田順子, 西元康世, 法橋尚宏, 平谷優子. (2010). 妊娠先行型結婚に関する国内文献の動向と家族看護学研究の課題. *家族看護, 8*（1）, 118-129.

著者

法橋　尚宏（ほうはし　なおひろ）

現職：神戸大学大学院保健学研究科家族看護学分野（家族支援 CNS コース）・教授

　1993 年東京大学大学院医学系研究科博士課程中退，1995 年博士号取得．大学院在籍時はがん遺伝子の研究に勤しんだが，その後は看護学の世界に転向を決意．東京大学医学部家族看護学講座の開設時に，教官（助手）として着任．東京大学大学院医学系研究科（家族看護学分野）・講師などを経て，2006 年神戸大学医学部（小児・家族看護学講座）・教授．大学院部局化により，2008 年神戸大学大学院保健学研究科（家族看護学分野）・教授．看護学領域長（大学院），看護学専攻長（学部）などを歴任．大学院博士課程前期課程において，診断・治療に関わり，ケアとキュアを融合した卓越した家族看護を提供できる家族支援専門看護師（Certified Nurse Specialist：CNS）コースを開設．

　専門は，家族看護学（主に家族機能学と家族症候学）と小児看護学．世界的に著名な理論家であり，2005 年に家族同心球環境理論，2013 年に家族ケア／ケアリング理論，2018 年に家族ビリーフシステム理論などを公表し，世界中で翻訳されて利用されている．競争的研究資金の獲得は 40 件以上．

　2014 年 Transcultural Nursing Society より Transcultural Nursing Scholar の称号を授与．2015 年 International Family Nursing Association より Innovative Contribution to Family Nursing Award を授与．2016 年 American Academy of Nursing（AAN）より世界の看護界における最高名誉となる Fellow of the American Academy of Nursing（FAAN）の称号を授与．

　日本国外での活動としては，International Family Nursing Association 理事，*Journal of Transcultural Nursing* 編集委員，*International Journal for Human Caring* 編集顧問委員，*International Journal of Indonesian National Nurses Association* 編集委員，*Japan Journal of Nursing Science* 編集委員，35th International Association for Human Caring Conference 会長などを歴任．日本国内では，日本家族看護学会理事，日本看護研究学会理事，日本看護研究学会雑誌編集委員長，文化看護学会理事，日本小児看護学会評議員などを歴任．国内外の学術界の中枢を担い，国際交流を推進している．

　著書は，『新しい家族看護学：理論・実践・研究（法橋尚宏編集），メヂカルフレンド社，2010』など，100 冊以上．原著論文は，"Development of the Concentric Sphere Family Environment Model and companion tools for culturally congruent family assessment, *Journal of Transcultural Nursing*, 2011" など，100 本以上．

　個人のウェブサイトは https://nursingresearch.jp/ である．

FEM-J（家族環境地図）のアセスメントガイド（バージョン3.0対応版）

2014 年 8 月 15 日　　第 1 版第 1 刷発行
2019 年 6 月 1 日　　第 2 版第 1 刷発行

著　者　　法橋　尚宏
発行人　　中川　清
発行所　　有限会社 EDITEX
　　　　　エディテクス
　　　　　神奈川県川崎市宮前区宮崎 3-5-10-A6　〒216-0033
　　　　　TEL. 044-789-8858　FAX. 044-789-8887
　　　　　http://www.editex.co.jp/
印刷・製本　　小野高速印刷株式会社

ⓒ 2014 Naohiro Hohashi
Printed in Japan
ISBN978-4-903320-51-9